高职护理专业"互联网+"融合式教材

总主编 唐红梅

护理学导论

Introduction of
Nursing Theory

主编◎唐红梅　琚新梅

U0295119

数字教材

使用说明：

1. 刮开封底二维码涂层，扫描后下载"交我学"APP

2. 注册并登录，再次扫描二维码，激活本书配套数字教材

3. 如所在学校有教学管理要求，请学生向老师领取"班级二维码"，
   使用APP扫描加入在线班级

4. 点击激活后的数字教材，即可查看、学习各类多媒体内容

5. 激活后有效期：1年

6. 内容问题可咨询：021-61675196

7. 技术问题可咨询：029-68518879

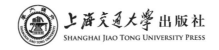

上海交通大学出版社
SHANGHAI JIAO TONG UNIVERSITY PRESS

内容提要

　　本教材是高职护理专业"互联网＋"融合式系列教材之一,以"实施健康中国"决策为指导,引导学生明确护理学的学科框架及学科理论,了解专业的核心价值观及其发展趋势,让学生在护理专业学习的入门阶段全面了解护理学的形成与发展、护理学专业的内涵及特点、护理学的基本概念和理论、护理工作程序及从业人员的素质要求、健康教育等知识,为培养学生的基本专业素质,提高学生独立思考、独立解决专业问题及创造性思维能力奠定良好的基础。本教材以纸质教材和数字资源相结合的方式呈现,囊括 PPT 课件、微课、在线案例、课外拓展、案例解析、复习与自测等内容,增加学习的趣味性,可供医学高职高专护理专业学生使用。

图书在版编目(CIP)数据

　　护理学导论/唐红梅,琚新梅主编. 一上海:上
海交通大学出版社,2022.9
　　高职护理专业"互联网＋"融合式教材/唐红梅总主
编
　　ISBN 978 - 7 - 313 - 27175 - 4

　　Ⅰ.①护…　Ⅱ.①唐…②琚…　Ⅲ.①护理学－高等
职业教育－教材　Ⅳ.①R47

　　中国版本图书馆 CIP 数据核字(2022)第 138593 号

护理学导论

HULIXUE DAOLUN

主　　编:唐红梅　琚新梅
出版发行:上海交通大学出版社　　　　　　　地　　址:上海市番禺路 951 号
邮政编码:200030　　　　　　　　　　　　　电　　话:021 - 64071208
印　　制:上海景条印刷有限公司　　　　　　经　　销:全国新华书店
开　　本:787mm×1092mm　1/16　　　　　　印　　张:8.75
字　　数:182 千字
版　　次:2022 年 9 月第 1 版　　　　　　　　印　　次:2022 年 9 月第 1 次印刷
书　　号:ISBN 978 - 7 - 313 - 27175 - 4　　　电子书号:ISBN 978 - 7 - 89424 - 297 - 6
定　　价:48.00 元

本书编委会

主　编

唐红梅　上海健康医学院

琚新梅　海南医学院

副主编

唐庆蓉　上海健康医学院

杨　敏　重庆医药高等专科学校

编委会名单（按姓氏汉语拼音排序）

董静静　上海健康医学院

胡燕琪　复旦大学附属闵行医院

秦　娜　海南医学院

苏烈强　四川大学华西医院龙泉医院

谢　敏　四川大学华西医院龙泉医院

谢　渊　遵义医药高等专科学校

赵春燕　复旦大学附属闵行医院

学术秘书（按姓氏汉语拼音排序）

陈　京　海南医学院

纪海燕　上海健康医学院

乔巨波　上海健康医学院

出版说明

党的十八大以来，党中央高度重视教材建设，做出了顶层规划与设计，提出了系列新理念、新政策和新举措。习近平总书记强调"坚持正确政治方向，弘扬优良传统，推进改革创新，用心打造培根铸魂、启智增慧的精品教材"。这也为本套教材建设明确了前进方向，提供了根本遵循。

高职护理专业"互联网＋"融合式教材是由上海交通大学出版社联合上海健康医学院牵头组织编写。教材编写得到全国十余所职业院校的积极响应与大力支持，由护理教育专家、护理专业一线教师、出版社编辑组成"三结合"编写队伍。编写团队在前期调研的基础上，结合我国护理卫生职业教育的教学特点，深入贯彻落实习近平总书记关于职业教育工作和教材工作的重要指示批示精神，全面贯彻党的教育方针，落实立德树人根本任务，突显高等职业教育护理专业的特点，在注重"三基（基本理论、基本知识、基本技能）、五性（思想性、科学性、时代性、启发性、适用性）、三特定（特定对象为三年制高职专科护理专业学生、特定要求为纸质教材与互联网平台资源有机融合、特定限制为教材总字数应与教学时数相适应）"基础上，以"十四五"时期全面推进健康中国建设对护理岗位工作实践提出的新要求为出发点，以教育部发布的《高等职业学校护理专业教学标准》等重要文件为书目制订和编写依据，以打造具有护理职业教育特点的立体教材为特色，紧紧围绕培养理想信念坚定，具有良好职业道德和创新意识，能够从事临床护理、社区护理、健康保健等工作的高素质技术技能人才为目标。全套教材共 27 册，包括专业基础课 8 册，专业核心课 7 册，专业扩展课 12 册。

本套教材编写具有如下特色：

1. 统分结合，目标清晰

本套教材的编写团队由全国卫生职业教育教学指导委员会护理类专业教学指导委员会主任委员唐红梅研究员领衔，集合了国内十余家院校的专家、学者。教材总体设计围绕学生护理岗位胜任力和数字化护理水平提升为目标，符合三年制高职专科学生教育教学规律和人才培养规律，在保证单册教材知识完整性的基础上，兼顾各分册教材之间的有序衔接,减少内容交叉或重复,使学生的培养目标通过各分册立体化的教材内容得以全面实现。

2. 立德树人,全程思政

本套教材紧紧围绕立德树人根本任务,强化教材培根铸魂、启智增慧的功能,把习近平新时代中国特色社会主义思想及救死扶伤、大爱无疆等优秀文化基因融入教材编写全过程。教材编写团队通过精心设计,巧妙结合,运用线下、线上全时空渠道,将教材与护理人文、职业认同、专业自信等课程思政内容有机融合,将护理知识、能力、素质培养有机结合,引导学生树立正确的护理观、职业观、人生观和价值观,着眼于学生"德智体美劳"全面发展。

3. 守正创新,科学专业

本套教材编写坚持"三基、五性、三特定"的原则,既全面准确地阐述护理专业的基本理论、基础知识、基本技能并理论联系实际,又能根据群众差异化的护理服务需求,构建全面全程、优质高效的护理服务体系,充分反映护理实践的变化,反映护理学科教学和科研的最新进展。教材编写内容科学准确、术语规范、逻辑清晰、图文得当,符合护理课程标准规定的知识类别、覆盖广度、难易程度,符合护理专业教学科学,具有鲜明的护理专业职业教育特色,满足护理专业师生教与学的要求。

4. 师生共创,共建共享

本套教材在编写过程中广泛听取一线教师、护理专业学生对教材内容、形式、教学资源等方面的意见,再根据师生用书数据信息反馈不断改进编写策略与内容。师生用书过程中,还可以通过云端数据的共建共享,丰富教学资源、更新教与学的内容,为广大用书教师提供个性化、模块化、精准化、系统化、全方位的教学服务,助力教师成为"中国金师"。同时,教材为用书学生提供精美的视听资源、生动有趣的案例,线上、线下互动学习体验,助力学生护理临床思维养成,激发学生的学习兴趣及创新潜能。

5. 纸数融合,动态更新

本套教材纸质课本与线上数字化教学资源有机融合,以纸质教材为主,通过思维导图,便于学生了解知识点框架,明晰所学内容。依托纸媒教材,通过二维码链接多元化、动态更新的数字资源,配套"交我学"教学平台及移动终端APP,经过一体化教学设计,为用书师生提供教学课件、在线案例、知识点微课、云视频、拓展阅读、直击护考、处方分析、复习与自测等内容丰富、形式多样的富媒体资源,为现代化教学提供立体、互动的教学素材,为"教师教好"和"学生学好"提供一个实用便捷、动态更新、终身可用的护理专业智慧宝库。

打造培根铸魂、启智增慧的精品教材不是一蹴而就的。本套融合式教材也需要不断总结、调整、完善、动态更新,才能使教材常用常新。希望全国广大院校在使用过程中能够多提供宝贵意见,反馈使用信息,以逐步完善教材内容,提高教材质量,为建设中国特色高质量职业教育教材体系做出更多有益的研究与探索。最后,感谢所有参与本套教材编写的专家、教师及出版社编辑老师们,因为有大家辛勤的付出,本套教材才能顺利出版。

前　言

随着社会的进步和护理学科的发展,护理学已成为一门由科技和人文有机结合和相融的学科。"护理学导论"是引导学生进入护理学知识殿堂,明确护理学的学科框架及学科理论,了解护理专业的核心价值观及其发展趋势的一门专业基础课。

本课程的设置,旨在通过学习护理学的形成与发展、护理学的基本概念及特点、护理学基本理论、护理工作方法及从业人员的素质要求等,让学生认识护理学和护理专业,为培养学生的基本专业素质,提高学生独立思考、独立解决专业问题及学习其他专业课程打下良好的基础。

本教材在充分调研的基础上,结合近年来国内外公众对护理的需求,引入了国内同类最新教材和研究论文的知识,在内容选择及安排上注意根据护理模式的转变,主要围绕人的健康及护理学概念的基本内涵,介绍了当前护理学中先进的专业思想、理论及学科框架。主要内容包括护理学形成与发展、护理学基本概念、护士素质与角色、我国医疗卫生服务体系、护理学相关理论、护理程序及护理健康教育。

本教材是由纸质版和数字资源平台相互融合的"互联网＋"融合式教材。纸质版教材以思维导图形式,将全书及各章节的知识点罗列,便于学生梳理并掌握,以链接的形式(扫描二维码)与数字资源平台的在线课程、云视频、拓展学习、在线案例、复习与自测、PPT 课件等相关联。充分利用当今信息化的教学环境下,将传统的纸质教材模式过渡到"互联网＋"时代模式,依托互联网、教学模式的数字传播,增加互动学习,激发学生学习的兴趣;纸质版教材与数字资源平台有机融合为一个整体,内容丰富,贴近生活和护理工作,富有时代特色和文化艺术气息。

在本书的编写过程中,编者参阅了大量的有关书籍和文献资料,在此对这些文献的写作者谨表衷心的感谢！本书虽经反复修改和审阅，但依然可能存在疏漏和不足之处，敬请各位专家、护理同仁、广大师生和读者谅解并给予指正，以期日臻完善。

编者

2021 年 4 月 20 日

目　录

第一章 护理学的形成与发展

章前引言

护理学是一门在自然科学与社会科学理论指导下,研究有关预防保健、治疗疾病及促进康复过程中护理理论、知识、技术及发展规律的综合性应用科学。护理学既是一门科学,也是一门艺术,是涉及各种护理行为及护理技术的精细艺术。护理学的研究范围、内容与任务涉及人类的生物、心理、社会等各个方面,是运用科学思维的方法对护理研究对象进行整体认识,以揭示其本质及发展规律的科学。本章将从探究历史和追梦发展的角度,概述护理学的形成与发展,带领学生步入护理学的知识殿堂和展望护理学的未来。

·学习目标·

1. 正确阐述护理学的发展历史。
2. 叙述现代护理发展的三个阶段及特点。
3. 阐述护理学的任务和目标。
4. 正确理解整体护理模式的内涵。
5. 区分不同的护理工作方式及应用。

思维导图

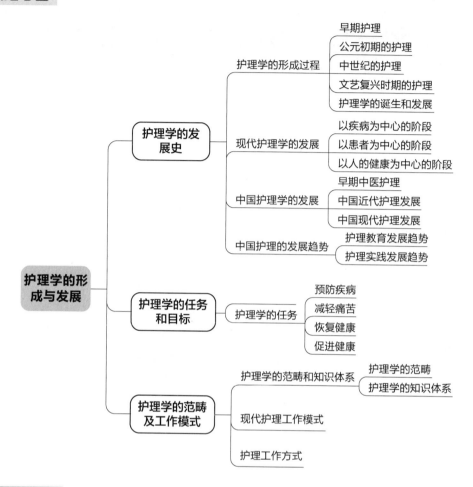

2020年的高考结束后,应届毕业生小陈和小李分别以663分和654分在提前批次被北京大学医学部护理专业录取。两人选择护理专业的原因几乎一致:被"新冠抗疫英雄"感动,希望以后自己能成为这个"神圣"领域中的一员,维护人们的健康,为社会作出贡献。网上非常多的人留言,恭喜他们选择了这门既崇高又神圣、既古老又年轻、与人类健康密切相关的护理学专业。

问题:

1. 什么是护理学?

2. 护理学的任务和目标是什么?

3. 要学习哪些知识和培养哪些能力才能成为一名合格的护士?

4. 如何用自己的所学去帮助需要帮助的人?

相信同学们跟小陈和小李一样都想知道这些问题的答案,那么我们就以"护理学导论"这门课程为载体带领大家步入护理学的知识殿堂,一起寻找答案。

第一节　护理学的发展史

▶ 在线课程1-1　护理学的形成和发展

护理是人类生存的需要。护理学既是一门最古老的艺术,又是一门最年轻的学科。自从地球上有了人类,就有了生、老、病、死的问题,人类为解除或减轻自身的疾病及痛苦而产生了护理。所以说,自从有了人类就有了护理活动。护理学(nursing science)是一门以自然科学与社会科学为基础,研究如何提高及维护人类身心健康的理论、知识及发展规律的综合性应用学科。护理学的发展经过了漫长的历史时期,了解护理学的历史渊源有助于提高对护理学本质的认识和理解,从而推动未来护理学的发展。

一、护理学的形成过程

(一) 早期护理

在原始社会中,人类居住在山林和洞穴中,靠采集和渔猎生存,他们因受生活磨炼,逐渐学会以树枝或石块为工具猎取食物。火的使用结束了人类"茹毛饮血"的生活,缩短了食物的消化过程。生活条件的改善,促进了人体的发育,延长了人类的寿命。人们还逐渐发现某些食物致消化不良、腹部不适时,用手抚摸可减轻疼痛,便形成了原始按摩疗法;开始了解进食熟食可减少胃肠道疾病;还学会了将烧热的石块置于患处以减轻疼痛,即最原始而简单的热疗。人们逐渐形成了原始的"自我保护"式的医疗照护。

为了求得在恶劣的环境中生存,人们逐渐聚居,形成以家族为中心的部落。进入母系社会后,人们有了伤病,留在家中由母亲或妇女给予治疗或呵护,便形成了原始社会"家庭式"的医疗照护。

古代,人类对于天灾人祸、特殊自然现象还不能科学认识,于是产生了迷信和宗教活动,巫师也随之应运而生。在人类历史长河中,医护照顾长期与宗教和迷信活动联系在一起。

随着社会发展,在征服伤病的过程中,人们不断积累经验。有些人用草药和一些简单的手段为患者治疗,加上饮食调理和生活照顾,便形成了原始的医生(集医、护、药为一身)。在一些文明古国,如中国、埃及、希腊、罗马、印度,逐渐摒弃了祈求、巫术等迷信活动,发展了应用各种草药、动物药、矿物药等治病的方法,使得巫、医有所分开。公元前460—公元前377年,古希腊医学家、西方医学奠基人——希波克拉底(Hippocrates)破除宗教迷信,将医学引上科学之路。他提出:从事医疗的步骤为观察、诊断、治疗,主张治病探求病因,对症下药。他认为医生所医治的不仅是病而且是患者,提出护理、观察、报告都要以患者为中心的观点,从而改变了当时以巫术和宗教为依据的观念。《希波克拉底誓言(Hippocratic Oath)》至今仍广为流传,作为后世许多医德准则的基础,是医学伦理学的典范。

(二)公元初期的护理

公元初期,没有真正意义上的护理,宗教教徒们宣扬"博爱""牺牲"等思想,神职人员在传播宗教信仰、广建修道院的同时,还开展医病、济贫等慈善事业,并建立了医院。这些医院最初为收容徒步朝圣者的休息站,后发展为治疗精神病、麻风病等疾病的医院及养老院。一些献身于宗教的妇女,在从事教会工作的同时,还参加对老弱病残的护理。她们当中多数人虽未受过专门的训练,但因工作认真、服务热情、有奉献精神,受到社会的赞誉和欢迎,是早期护理工作的雏形,对以后护理事业的发展有着良好的影响。

综上所述,在早期文明时期,为患者提供的护理主要是身体的护理,护理的形式主要是自我保护式、互助式、经验式和家庭式。

(三)中世纪的护理

中世纪(5世纪后期至15世纪中期)护理的发展受到宗教和战争两个方面的影响。

1. 宗教

在中世纪的欧洲,由于政治、经济、宗教的发展,各国先后建立了数以百计的大小医院,作为特定的慈善机构为孤儿、老人、病者等提供照护。其中护理工作主要由修女承担,她们以丰富的经验和良好的道德品质提高了护理工作的社会地位,推动了护理事业的发展。在这一时期,形成了一些为患者提供初步护理的宗教、军队和民俗性的护理社团。

2. 战争

12—13世纪,欧洲宗教教徒为争夺圣城耶路撒冷,进行了一场近200年的宗教战争,因参战士兵都佩戴白十字标志,这场战争被称为"十字军东征"。由于连年战乱,伤病者增多,传染病大肆流行。加之当时的医院设备简陋、床位不足、管理混乱,以及护理人员不足且缺乏护理知识,所以患者病死率很高。

此时护理开始从自助式、互助式、家庭式逐渐走向社会化、组织化的服务。

(四)文艺复兴时期的护理

文艺复兴时期(14—16世纪),西方国家又称这一时期为科学新发现时代。由于文艺复兴运动的推动,医学也得以迅猛发展。在此期间,建立了许多图书馆、大学、医学院校。1543年,比利时医生维萨里(Vesalius A.)撰写了《人体结构》一书,被认为是近代人体解剖学创立的重要标志。1628年,英国医生哈维(Harvey W.)发表了《心血运动论》,标志着人们对血液循环功能的认识。与医学的迅猛发展相比,文艺复兴时期的护理却仍停留在中世纪时期的状况,被称为护理史上的黑暗时代。造成这种情况的主要原因是宗教革命和缺乏护理教育,使社会结构发生变化,妇女地位下降,大量修道院被关闭,导致护理人员极度匮乏。为了满足需要,一些受教育程度低或素养不高的妇女进入护理队伍,致使护理质量大大下降。

(五) 护理学的诞生和发展

18 世纪中叶至 19 世纪,社会改良运动从整体上改变了护士和妇女的角色。随着经济的增长、科学的发展、医学的进步、医院数量的增多,以及天花的流行和英国殖民地的革命战争导致社会对护士的需求增加,护理工作者的地位获得提升,护理职责增加,欧洲出现了许多训练护士的学校。1836 年,牧师西奥多·弗里德尔(Fliedner P. T.)在德国的凯塞威尔斯城建立了附属于教会的女执事训练所,招收年满 18 岁、身体健康、品德优良的妇女进行护理训练。现代护理的创始人弗罗伦斯·南丁格尔(Nightingale F.)曾在此接受了 3 个月的护士训练。

19 世纪中叶,南丁格尔首创了科学的护理专业,护理学理论才逐步形成和发展。许多人又称这个时代为"南丁格尔时代(period of Nightingale)",这也是护理专业化的开始。

拓展阅读 1-1 弗罗伦斯·南丁格尔开创护理专业

南丁格尔对护理发展的贡献可概括为以下几个方面:

1. 提出了科学的护理理论

南丁格尔一生撰写了大量报告和论著,包括《护理札记》《医院札记》《健康护理与疾病护理》《工人护理》《农村护理保健》《地段访视及家庭护理》等多部专著。其中最著名的是《护理札记》,阐述了护理工作应遵循的指导思想和原理,详细论述了对患者的观察,以及精神、卫生、饮食对患者的影响,该书被称为护理工作的经典著作。

2. 创办护士学校,规范化培训护士

1860 年,南丁格尔在英国圣托马斯医院创办南丁格尔护士学校,以传授科学的护理专业知识和高尚的道德为主,培养了一批新型护士,使护理由学徒式教导成为正式的学校教育,为护理教育奠定了基础。医院办护士学校开启了护理教育历史发展的新阶段,直至 20 世纪 50 年代,院办护校一直是世界各国培养正规护士的主要途径。

3. 创立了护理制度

南丁格尔在克什米亚战争中所做的大量工作中,更多的是管理工作。她努力推进从病房基本建设到医院规章制度的建立,以保证医疗护理技术的实施,提高护理质量,这些都成为护理管理的典范。在她的代表作之一《医院札记》中,还对医院建筑、管理和卫生保健工作提出了很多有针对性和实用价值的改进意见。

4. 开创公共卫生护理和家庭护理

南丁格尔在家庭访视、环境卫生等涉及公共卫生领域方面均有论述,并支持护士开展这方面工作。

5. 其他方面

南丁格尔强调护理伦理及人道主义护理理念,要求平等对待每位患者,不分信仰、种族、贫富,给予每一位患者平等的照护。

为了纪念这位护理专业的奠基人,在英国的伦敦和意大利的佛罗伦萨铸造了她的铜像。英国还建立了南丁格尔基金,专供各国护士留英学习之用。1912 年,国际护士会确定将南丁格尔的诞辰日"5 月 12 日"作为国际护士节。同年,国际红十字会在华盛顿召开的第 9 届大会上,正式确定设立南丁格尔奖章(Nightingale Ward),作为各国护士的最高荣誉奖,每两年颁发一次。至 2021 年,已颁发了 48 届奖章,我国有 83 位优秀护理工作者获此殊荣。

拓展阅读 1-2 中国荣获南丁格尔奖章者

二、现代护理学的发展

自圣托马斯医院护士学校建成后,欧美各国南丁格尔式护士学校如雨后春笋般地纷纷成立,受过训练的护士大批增加,护理事业得到迅速发展。20 世纪以来护理学的变化和发展可概括地分为以下三个阶段。

(一) 以疾病为中心的阶段

随着社会的进步,医学科学逐渐摆脱了宗教和神学的影响。至 20 世纪上半叶,生物医学模式逐渐成熟,各门学科纷纷建立,揭示了健康与疾病的关系,认为疾病是由于细菌与外伤引起的机体结构改变和功能异常,形成了"以疾病为中心"的医学指导思想,因此,一切医疗活动都围绕着疾病开展,并局限在医院进行,以消除病灶为基本目标。

此阶段的护理特点:①护理已成为专门的职业,护士从业前须经过专业的特殊培训。②护理从属于医疗,护士被看作是医生的助手。③护理工作的主要内容是执行医嘱和完成各项护理技术操作。④由于护理尚未形成独立的理论体系,因此护理教育类同于医学教育,课程内容涵盖较少的护理内容。

(二) 以患者为中心的阶段

20 世纪中叶,社会科学以及系统科学的发展,促使人们重新认识人类健康与生理、心理、环境的关系。1948 年,世界卫生组织(World Health Organization,WHO)提出了新的健康定义,进一步扩展了健康研究和实践的领域。1955 年,美国护理学者莉迪亚·霍尔(Lydia Hall)首次提出"护理程序",使护理有了科学的工作方法。1977 年,美国医学家恩格尔(Engel G. L.)提出了生物-心理-社会医学模式。该模式的特点:认为人不仅具有生物性,而且具有社会性,人是一个统一的整体。在这一新观念的指导下,护理发生了根本性的变革,护理由"以疾病为中心"转向了"以患者为中心"的发展阶段。

此阶段的护理特点:①强调护理是一门专业,逐步建立了护理的专业理论基础。②护士与医生成为合作伙伴关系。③护理工作内容不再是单纯、被动地执行医嘱和完成护理技术操作,取而代之的是对患者实施身、心、社会等全方位的整体护理,满足患者的健康需要。④护理学逐渐形成了独立的学科理论知识体系,脱离了类同医学教育的课程设置,建立了以患者为中心的教育和临床实践模式。

(三) 以人的健康为中心的阶段

社会经济的快速发展使人民生活水平不断提高,医学技术的日新月异使过去威胁人类健康的传染性疾病得到有效控制,而与人的行为、生活方式相关的疾病,如心脑血管病、恶性肿瘤、糖尿病、意外伤害等逐渐成为当今威胁人类健康的主要问题。疾病谱的改变,进一步促使人们的健康观念发生转变,加深了对健康与疾病关系的认识,主动寻求健康的行为获得人们的积极认同。1977 年 WHO 提出"2000 年人人享有卫生保健"的目标,对护理工作的发展产生了巨大的推动作用,护理工作向着"以人的健康为中心"的方向迈进。

此阶段的护理特点:①护理学成为现代科学体系中一门独立的、综合自然科学与社会科学的、为人类健康服务的应用科学。②护士角色多元化,护士不仅是医生的合作伙伴,还是护理计划制订者、照顾者、教育者、管理者、咨询者、患者的代言人等。③护理工作场所从医院扩展到家庭和社区。④护理工作范畴从对患者的护理扩展到对人的生命全过程的护理,护理对象由个体扩展到群体。⑤护理教育方面有完善的教育体制,有雄厚的护理理论基础,有良好的科研体系,并有专业自主性。

三、中国护理学的发展

(一) 早期的中医护理

祖国医学是中国几千年历史文化中的灿烂瑰宝。中医护理学(science of nursery of traditional Chinese medicine)是祖国医学不可分割的组成部分。"三分治,七分养"就是祖国医学重视护理的体现,其中蕴含着极其丰富的护理学内容、方法、理念和思想,产生了整体施护、辨证施护、阴阳调护等学说,而且有广泛的具体应用。

1. 中医护理实践

中医学在几千年漫长的历史发展中,一直保持着医、药、护不分的状态,有关护理理论和技术的记载甚为丰富。如《黄帝内经》中已提到疾病与饮食调节、心理因素、环境和气候改变的关系,并提出要"扶正祛邪",即加强自身抵抗力以防御疾病,还提出"圣人不治已病治未病"的预防观点。作为基础护理操作之一的导尿术在晋朝就已有记载。晋朝葛洪在《肘后备急方》中有筒吹导尿术的记载:"小便不通,土瓜捣汁,入少水解之,筒吹入下部"和"大便不通,上方吹入肛门内,二便不通,前后吹之取通"。其中筒是导尿工具。此外,还有很多有关消毒隔离的护理技术的记载。在唐代名医孙思邈所著的《备急千金要方》中提到"凡衣服、巾、栉、镜不宜与人同之"的隔离观点。在明清瘟疫流行之际,胡正心就提出用蒸汽消毒法处理传染病患者的衣物。当时还流行用燃烧艾叶、喷洒雄黄酒消毒空气和环境的方法。

2. 中医护理的基本特点

(1)整体观:以朴素的唯物主义、对立统一的整体观对待人体和疾病,提出人是一个整体,人与自然界密切联系的天人合一的观点。

（2）辨证施护:根据因阴阳、五行、四诊、八纲、脏腑辨证的理论和方法对患者的主诉、症状、体征进行综合分析,辨别表里、寒热、虚实的证候,采用不同的护理原则和方法进行有针对性的护理。

3. 中医护理原则

（1）扶正祛邪:"正"为人体的防御能力,"邪"为人体的致病因素。治疗和护理的目的是要增强人体防御能力,去除致病因素,一切护理措施均应基于这一原则。

（2）标本缓急:"标"和"本"是说明病症的主次关系。以病因和症状来说,病因为本,症状为标。一般急则护标,缓则护本。

（3）同病异护,异病同护:指依据"辨证施护"的原则,因病、因人而护。同一种病,因患者年龄、性别、职业、文化程度不同,而用不同的方法护理;不同的病,如果阴阳、虚实、表里、寒热辨证相同,又可采用同样的护理方法。

（4）未病先防,既病防变:强调密切观察病情,以预防为主,防止并发症的发生。

4. 中医护理技术

中医护理技术有针灸、推拿、拔火罐、刮痧、气功、太极拳、食疗、煎药和服药等。

📖 拓展阅读 1-3　中医护理的发展

（二）中国近代护理发展

1. 西方护理传入及影响

我国近代护理学的形成和发展在很大程度上受西方护理的影响。鸦片战争前后,随着西方列强军队、宗教和西方医学的传入逐渐兴起。1835 年,英国传教士巴克尔在广州开设了第一所西医院;两年后,医院即以短训班的方式培训护理人员。1884 年,美国妇女联合会派到中国的第一位护士麦克奇尼在上海妇孺医院推行"南丁格尔护理制度"。1888 年,美国约翰逊女士在福建省福州市开办了我国第一所护士学校。1900年,随着中国各大城市教会医院的纷纷成立,各地相继开设护士训练班或护士学校,形成了最早的护理专业队伍。

2. 护理学术性组织成立

1909 年,中华护士会在江西牯岭正式成立(1937 年改为中华护士学会,1964 年改为中华护理学会)。学会的主要任务是制订和统一护士学校的课程,编译教材,办理学校注册,组织毕业生会考和颁发护士执照。1914 年,担任中华护士会副理事长的钟茂芳认为从事护理工作的人员应具有必要的科学知识,故将"nurse"一词译为"护士",一直沿用至今。1920 年,《护士季报》创刊,这是我国第一份护理专业报刊。1922 年,国际护士会(International Council of Nurses, ICN)正式接纳中华护士会为第 11 个会员国。1941 年,延安成立了中华护士学会延安分会。1941 年和 1942 年,毛泽东同志先后为护士题词:"护理工作有很大的政治重要性"和"尊重护士,爱护护士"。

▶ 在线案例 1-1　"护士"称谓的由来

3. 护理教育的发展

1920年,北京协和医院开办高等护理教育,招收高中毕业生,学制4~5年,培养了一批水平较高的护理师资和护理管理人员。1931年,在江西汀州开办了中央红色护士学校。1932年,当时的国民党中央护士学校在南京成立,学制3~4年。1934年成立中央护士教育委员会,这是当时中国护士教育的最高行政领导机构。至1949年,全国共有183所护士学校,3万多名护士。

(三)中国现代护理发展

1. 护理教育

(1)中等护理教育:1950年在北京召开了第一届全国卫生工作会议,此次会议对护理专业教育进行统一规划,将中等专业教育确定为培养护士的唯一途径,制订了全国统一的护理专业教学计划,编写出版了21部有关护理的专业教材,使护理教育步入国家正规教育体系,为国家培养了大批合格的护理人才。

(2)高等护理教育:1983年,天津医学院率先在国内开设了5年制本科护理专业,学生毕业后获得学士学位。中断了30年的中国高等护理教育从此恢复,极大地促进了我国护理学科的发展。此后,其他院校也纷纷开设了4年制或5年制的本科护理专业。截至2021年底,我国招收护理专业的高职院校有700余所,本科院校有280余所。

(3)硕士、博士教育:1992年,经国务院学位委员会审定,批准北京医科大学(现北京大学医学部)护理系开始招收护理硕士研究生。1994年,在美国中华医学基金会的资助下,国内多所大学与泰国清迈大学联合举办了护理研究生班,至今已为中国各院校培养硕士毕业的护理人才123名。2004年,中国协和医科大学(现北京协和医学院)及第二军医大学(现海军军医大学)分别被批准为护理学博士学位授予点。目前,我国已形成了专科、本科、研究生三个层次的护理教育体系,可授予学士、硕士和博士三个层级学位。在护理学一级学科下招收硕士(含学术型和专业型)的院校有120余所,招收博士的院校有28所。

(4)继续护理教育:1987年国家发布了《关于开展大学后继续教育的暂行规定》之后,国家人事部又颁发了相应的文件,规定了继续教育的要求。1996年,卫生部继续医学教育委员会正式成立。1997年,卫生部继续教育委员会护理学组成立,标志着我国的护理学继续教育正式纳入国家规范化的管理。1997年,中华护理学会制定了护理继续教育的规章制度及学分授予办法,使护理继续教育更加制度化、规范化及标准化。

2. 临床护理

自1950年以来,我国临床护理工作一直以疾病为中心,护理技术操作常规多围绕完成医疗任务而制订,医护分工明确,护士为医生的助手,护理工作处于被动状态。1980年以后,随着改革开放政策的实施,国内外频繁的护理学术交流,逐渐引入国外新的护理理念和护理理论,以及生物医学模式向生物-心理-社会医学模式的转变,使临床护理开始探讨以患者为中心的整体护理模式并付诸实践,为患者提供积极、主动的护理服务。同时,护理工作的内容和范围不断扩大,新的护理技术的发明和应用得到普及,器官移植、显微外科、重症监护、介入治疗、基因治疗等专科护理正在迅速发展。此外，健康观念的更新，使护理工作的范围延伸到社区和家庭；健康教育的普及，以及家庭护理和社区护理的广泛开展，推动了护理实践的创新发展。

3. 护理管理

（1）建立健全护理管理系统：为加强对护理工作的领导，完善护理管理体制，1982年国家卫生部医政司设立了护理处，负责全国的护理管理，制定了相关的政策和法规。各省、市、自治区卫生厅（局）在医政处下设专职护理干部，负责管辖范围的护理管理。300张以上床位的医院均设立护理部，实行护理三级管理制；300张床位以下的医院由总护士长负责，实行护理二级管理制。护理部负责护士的培训、调动、任免、考核、晋升及奖励等，充分发挥护理部在医院管理中的作用，保障了医院的护理质量。

（2）建立晋升考核制度：1979年，国务院批准卫生部颁发《卫生技术人员职称及晋升条例（试行）》，该条例明确规定了护理专业人员的技术职称：高级技术职称为主任护师、副主任护师，中级技术职称为主管护师，初级技术职称为护师、护士。各省、市、自治区制定了护士晋升考核的具体内容和方法，使护理人员有了完善的护理晋升考试制度。

（3）建立护士执业考试与注册制度：1993年，卫生部颁发了中华人民共和国成立以来第一个关于护士执业和注册的部长令和《中华人民共和国护士管理办法》。1995年6月，全国举行了首次护士执业考试。凡在我国从事护理工作的人员都必须通过国家护士执业资格考试，合格者方可取得护士执业证书，申请注册。

4. 护理科研

随着护理教育的发展，越来越多接受了高等护理教育的护士进入临床、教育和管理岗位，推动了护理科学研究的发展。护理科学研究在选题的先进性、方法的科学性、结果的准确性、讨论的逻辑性等方面均有了较大的发展。护理科研水平的提高，使护士撰写论文的数量和质量也显著提升，推动了护理期刊工作的快速发展。护理期刊的种类获得增加，栏目多样、内容丰富、质量提高。1993年中华护理学会第21届理事会设立了护理科技进步奖，每两年评选一次，标志着我国护理科研正迈向快速发展的轨道。

5. 学术交流

1980年以后，随着我国改革开放政策的实施，中华护理学会逐步开展了与国际护理学术之间交流，并与许多国家建立了良好的护理学术联系，采取互访交流、互派讲学、培训师资、联合培训等方式与国际护理界进行频繁的沟通。1985年全国护理中心在北京成立，进一步取得了WHO对我国护理学科发展的支持，架起中国护理与国际先进护理沟通交流的桥梁。通过国际学术交流，开阔了视野，活跃了学术氛围，带给中国护理事业以新的发展契机。

四、中国护理的发展趋势

2011年，国务院学位办公室将护理学设定为一级学科。随着高新技术和信息科学的发展，特别是人类基因组测序技术的革新、生物医学分析技术的进步以及大数据分析工具的出现,精准医疗正成为现实。精准医疗将为患者提供更加精准、高效、安全的诊断及治疗,这将给人类带来巨大福祉。护理学是医学的重要组成部分,面对精准医学时代的到来,护理学科面临着巨大挑战,须采取相应措施加以应对和促进学科发展。

(一) 临床护理

随着精准医学时代的到来,对于医生来讲,就是通过收集患者的信息及样本并进行生物信息学分析后,为临床医生的临床决策提供"精确"支持和依据。对于患者来讲,就是"精确"告诉其使用何种药物有效,有效率如何;使用何种药物无效,使用了这种药物的不良反应是什么等。对于护理特别是临床护理人员来讲,却意味着要精确护理。相对精准医学,传统的护理思路、护理内容和护理方法等都将受到影响,临床护理学中有关健康教育、患者安全、药物监护、心理支持、老年护理、延续护理、提高患者依从性等,已成为精准护理的主要发展内容。

(二) 护理教育

随着人们健康需求的日益增加,护理服务需求更加迫切,激烈的市场竞争,使得社会对护理人力资源的水平和教育层次也提出更高的标准。护理人员必须不断学习新的知识和技能来提高自己的能力和水平,护理教育也需依据市场对人才规格的需求,逐步调整护理教育的层次结构。目前,护理人员的基本学历已逐步从以中专学历为主转向了以大专及以上学历为主,护理学学士、硕士、博士的人数将逐步增多。同时在培养目标上,将以提高护理人员的素质作为主导目标,在培养护士良好的护理理论知识和技能的基础上,注重心理素质和人文素质的培养,使其在变化和竞争中具有较强的社会适应能力。

1. 建立及完善护理人才培养体系

《全国护理事业发展规划(2016—2020 年)》提出,研究制定护教协同、推进护理人才培养的政策措施,以需求为导向,以岗位胜任力为核心,逐步构建"护理院校教育-毕业后教育-继续教育"三阶段有机衔接的具有中国特色的标准化、规范化临床护理人才培训体系。在院校教育中,应逐步增加本科护理教育、专业硕士研究生教育、学术硕士研究生教育及护理博士研究生教育。

2. 完善护理学二级学科设置

护理学被列为一级学科,意味着护理成为一门真正独立的学科,其下设的二级学科设置是护理教育工作者亟需探讨的问题。

3. 基于护理胜任力的教学改革

明晰我国护士的核心胜任力,明确培养目标,设置与之相匹配的护理本科和研究生课程,合理安排理论与实践课程的比例,并确定相应的胜任力综合评价指标体系,是护理教育研究和护理教学改革的热点和重点。

4. 探讨和应用以学生为主体的教学方法

未来的护理教育应当充分发挥学生的主体性,培养学生主动学习、合作学习及评判性思维的能力,同时应满足未来岗位胜任力的需要。因此,应当积极探索新型教学方法、教学途径及教学手段的应用,如高仿真模拟教学、标准化患者、客观结构化临床考核、基于问题的学习(problem-based learning,PBL)模式、微课、线上学习＋线下翻转课堂的新型混合教学模式、信息化教学等,都将会成为常用的教学方法。

5. 发展高级护理实践和专科护理教育

《全国护理事业发展规划(2016—2020年)》提出了"发展专科护士队伍,提高专科护理水平"的任务,因此专科护理教育需相应提升。需重视护理硕士研究生临床实践能力的培养,充分发挥他们对临床工作科学化和专科化的作用,尤其应当明确专业学位硕士研究生的培养目标及临床实践教学目标,完善院校联合培养机制,加强护理研究生教育与高级临床护理实践的结合,将其作为未来专科护士的主要后备力量,探索出专业学位研究生培养和专科护士职业资格考试的衔接模式。

6. 增设和完善课程

随着人口老龄化的发展以及生育政策的全面放开,人们对老年护理、康复护理、缓和医疗、社区护理,以及妇产科、儿科、生殖健康等相关医疗保健服务的需求持续增加,增设和完善相应的课程以提升护理人员的健康服务能力显得尤为重要。

(三) 社区护理

伴随我国老龄化社会步伐的加快,老龄人口增多,疾病谱改变,大大增加了对老年护理和慢性病护理的需求,同时占人口2/3左右的妇女、儿童的特殊健康需求也在不断增加。社区护理已成为解决这些社会矛盾的重要途径。目前我国已将发展社区医疗护理列入国家医疗卫生体制改革与发展的重要内容。随着社区卫生保健网络的建立和加强,将会有越来越多的护士逐步迈出医院,深入社区、家庭开展预防保健工作,对老年患者和慢性病患者进行家庭护理,充分发挥护理人员在预防疾病、促进和恢复健康中的作用,提高全社会人口的健康水平。

伴随着社会老龄化的进程,未来一定时期内我国的老年护理需要快速发展。在老年护理的人才教育培养上,需要更加专业化、精英化的护理人员,相关的老年护理组织需要不断健全,开展老年护理的场所也需要不断增加,护理的内容也需要更加丰富。除了常规的身心护理之外,需要更关注老年人的心理健康和精神需求。关于老年护理的相关法律法规也会逐渐完善和成熟,这些都会为推动老年护理的发展起到积极的作用。

(四) 护理管理

现代精准医疗的核心内涵是关注患者需求、注重患者安全、确定患者价值、强调患者疗效、缩短治疗时间、降低医疗成本、服务精益求精。通过衡量指标,从而实现围绕安全、质量、以人为本、注重疗效、降低成本的精准医疗管理目标。因此,随着精准医学的发展,护理管理创新成为首先必须面对的问题。护理管理的内容、方法、方式会发生很大改变,应做到:①协助制定与完善护理相关法律法规。②完善与落实护理安全制度,特别是患者隐私保护制度,真正实现正确识别患者,改进有效的沟通,改善高警示用药的安全性,确保手术部位准确、操作准确、患者准确;同时,采取多种措施实现降低医疗相关感染的风险,减少患者跌倒所致伤害的风险等六大安全目标。③制订、完善与落实其他相关制度,如标本采集制度、用药规范、信息管理制度、交接班制度、夜班制度、患者教育制度、人文关怀制度、感染控制制度等。④创新工作方法,如改进夜班排班方法,改善工作作风,在提高患者满意度的同时提高护士满意度。

(五) 护理科研

科研是保证知识更新及发展的手段,只有不断地更新及发展才能保证专业的生命力。护理研究的重点主要为解决临床问题及对护理现象与本质的探讨,护理理论的研究将进一步深入,研究方法也会出现多元化的发展趋势。除传统的定量研究方法外,定性研究及综合性研究将成为护理研究的主要方法。现代护理研究逐步向着社区护理、预防保健、心理护理、康复护理、护理学的发展等研究方向延伸。

第二节　护理学的任务和目标

▶ 在线课程 1-2　护理学的任务、目标和范畴

一、护理学的任务

随着护理学科的发展,护理对象的群体构成发生了转变,护理工作的范围也超越了对疾病的护理,扩展到对患者生命护理的全过程,这一切促使护理学的任务发生深刻的变化。护理专业工作者的唯一任务就是:"帮助患者恢复健康,帮助健康人促进健康"。《中华人民共和国护士管理条例》明确界定"护士,是指经执业注册取得护士执业资格证书,依照本条例规定从事护理活动,履行保护生命、减轻痛苦、增进健康职责的卫生技术人员"。因此,护理学的主要任务包括如下几个方面。

(一) 预防疾病

预防疾病是指人们采取行动积极地控制不良行为和健康危险因素,以预防和对抗疾病的过程。预防疾病的护理实践过程包括开展妇幼保健的健康教育、增强免疫力、预防各种传染病、提供疾病自我监测的技术、提供临床和社区的保健设施等。预防疾病的目标是通过预防措施帮助护理对象减少或消除不利于健康的因素,避免或延迟疾病的发生,阻止疾病的恶化,限制残疾,促进康复,使之达到最佳的健康状态。

(二) 减轻痛苦

减轻痛苦是指护士掌握并运用护理知识和技能在临床护理实践中,帮助处于疾病状态的个体解除身心痛苦、战胜疾病。这方面的护理实践活动包括:帮助患者尽可能舒适地带病生活;提供必要的支持以帮助人们应对功能减退或丧失;对临终患者提供安慰和关怀照护,使其在生命的最后阶段获得舒适,从而平静、安详、有尊严地走完人生

旅途。

(三) 恢复健康

恢复健康是指帮助护理对象在患病或有影响健康的问题后,改善其健康状况,提高其健康水平。这类护理实践活动包括:为患者提供直接护理,如执行药物治疗、提供生活护理;进行护理评估,如测量生命体征等;和其他卫生保健专业人员共同协助残障者参与他们力所能及的活动,将残障损害降到最低限度,指导患者进行康复训练活动,使其从活动中得到锻炼,获得自信,以利恢复健康。恢复健康的目标是运用护理学的知识和技能帮助已经出现健康问题的护理对象解决健康问题,改善其健康状况。

(四) 促进健康

促进健康是指帮助个体、家庭和社区获取在维持或增进健康时所需要的知识及资源。这类护理实践活动包括:教育人们对自己的健康负责;建立健康的生活方式;提供有关合理营养和平衡膳食方面的咨询;解释加强锻炼的意义;告知吸烟对人体的危害;指导安全有效用药;预防意外伤害;提供健康信息以帮助人们利用健康资源等。促进健康的目标是帮助护理对象维持最佳健康水平或健康状态。

二、护理学的目标

护理学的最终目标是:提高整个人类社会的健康水平。

护理学是为人类健康服务的科学,旨在尊重人的需要和权利的基础上,提高人的生命质量,维护和促进个体、家庭、社区及整个人类社会人的身心健康,最终达到提高全人类健康水平的目标。

📖 拓展阅读 1-4　"健康中国 2030"目标

第三节　护理学的范畴及工作模式

一、护理学的范畴和知识体系

(一) 护理学的范畴

1. 临床护理

临床护理(clinical nursing)的服务对象是患者,其内容包括基础护理和专科护理。

(1) 基础护理(basic nursing):是指应用护理学的基本理论、基本知识和基本技能来满足患者的基本生活、心理、治疗和康复的需要,如膳食护理、排泄护理、病情观察、临终关怀等。基础护理是各专科护理的基础。

(2) 专科护理(specific nursing):是指以护理学及相关学科理论为基础,结合各专科疾病的特点及诊疗要求,为患者提供护理。如各专科疾病的护理、急救护理等。

2. 社区护理

社区护理(community nursing)是以临床护理的理论、技能为基础,根据社区的特点,对社区范围内的居民及社会群体开展疾病预防,如妇幼保健、家庭护理、预防接种、卫生宣传、健康教育及防疫灭菌等工作,以帮助人们建立良好的生活方式,促进全民健康水平的提高。

3. 护理教育

护理教育(nursing education)是以护理学和教育学理论为基础,适应现代医学模式的转变和护理学发展的需要,以满足现代护理工作的需求为目标,培养德、智、体、美、劳全面发展的护理人才。护理教育一般划分为基础护理学教育、毕业后护理学教育和继续护理学教育三大类。基础护理学教育分为中专、大专和本科教育;毕业后护理学教育包括岗位培训教育及研究生教育等;继续护理学教育是对从事护理实践的人提供以学习新理论、新知识、新技术和新方法为目标的终身性的在职教育。

4. 护理管理

护理管理(nursing management)是运用现代管理学的理论和方法,对护理工作的诸要素——人、财、物、时间、信息等进行科学的计划、组织、人员管理、指导与控制等。护理管理应当运用系统化管理方法,以确保护理工作正确、及时、安全、有效开展,为护理对象提供完善、优质的服务,提高护理工作的效率和质量。

5. 护理科研

护理科研(nursing research)是运用观察、科学实验、调查分析等方法揭示护理学的内在规律,促进护理理论、知识、技能和管理模式的更新和发展。护理人员有责任通过科学研究的方法推动护理学的发展。

(二) 护理学的知识体系

1. 基础知识

(1)自然科学知识:如生物学、物理学、化学等。

(2)医学基础知识:如解剖学、生理学、病理学、免疫学、微生物学等。

(3)人文及社会科学知识:如文学、哲学、美学、社会学、心理学、管理学、伦理学等。

(4)其他方法学:如计算机应用、数理统计等。

2. 专业知识

(1)护理学的基础理论:如护理学导论、基础护理、护理理论等。

(2)专科护理知识:包括各专科护理的理论及技术,如成人护理(内科护理、外科护理)、儿科护理、妇产科护理、老年护理等。

(3)预防保健、康复及公共卫生知识:如社区护理、公共卫生护理、职业防护、健康教育、学校卫生、慢病护理等。

(4)其他方面:如护士人文修养、护理教育学、护理管理学、护理伦理学、护理科研等。

二、现代护理工作模式

现代医学模式认为护理对象是处于一定社会条件的有生理、心理、社会、文化、信仰等需要的整体,健康的内涵不仅要躯体没有疾病,还要有完整的生理、心理状况和社会适应能力。因此,现代护理的工作模式是系统化整体护理(systematic approach to holistic nursing care)。

1. 整体护理的概念

整体护理(holistic nursing)是指以患者为中心,以现代护理观为指导,以护理程序为基础框架,并把护理程序系统化地用于临床和管理的工作模式。

2. 现代护理观

现代护理观是指在现代医学模式指导下,人们对现代护理的总看法,即整体护理观。主要包括:

(1)人是由身心、社会、文化各方面组成的,其健康也受到各种因素影响,整体护理要面向整体的人。

(2)人的一切均需要护理,护士要关心人的生命过程的整体。

(3)护理是连续的,护士不仅当人生病时给予照顾,而且要关心其康复、自理,达到个人健康最佳水平。

(4)人是生活在社会中的,通过整体护理促使护理从个人向家庭、社区延伸。

3. 整体护理的内容

(1)从单纯地重视患者的生活和疾病的护理,发展为全面重视生物、心理、社会各方面对人的健康的影响。

(2)从单纯的患者护理发展为对健康人的预防保健,即不仅要帮助患者恢复健康,而且还要促使健康人更加健康。

(3)整体护理重视人的生命过程,从新生儿、婴儿、儿童、青少年到中年和老年各个阶段的护理。

(4)在护理疾病的全过程中,除患者需要恢复健康外,还包括如何使重危患者减少痛苦以及平静地离开人世。

(5)护理的服务对象已从个人发展到家庭和集体场所,如学校、工厂、社区等。

因此,可以把整体护理理解为两个方面。一方面,把护理对象视为一个整体,即把疾病与患者视为一个整体;或把生物学的患者与社会及其生存的整个外环境视为一个整体;或把患者从入院到出院视为一个连续的整体。另一方面,把护理观视为一个整体,即对患者的护理是系统的、连续的,要保证患者从入院到出院的护理不间断;对患者的护理是主动的、积极的,按照护理程序有计划地进行,做到防患于未然;对患者的护理是全面的、整体的,既包括身心方面,也包括疾病的预防、保健、康复指导等方面的内容。

拓展阅读1-5 护理工作方式

数字课程学习

○导入案例解析 ○教学PPT ○复习与自测

（唐红梅、唐庆蓉）

第二章 护理学的基本概念

章前引言

　　护理学是一门以自然科学与社会科学为基础,研究如何提高及维护人类身心健康的理论、知识及发展规律的综合性应用学科。任何一门专业或学科的形成和发展都需要以自身的知识体系为基础,学科的理论基础通常由本学科相关概念、模式及理论等组成。

　　护理学理论家们普遍认为,人、健康、环境和护理是现代护理学的四个基本概念,核心是人。这四个基本概念也是现代护理理念的基本要素。这四个概念构成了护理学知识体系的理论基础,决定了护理人员的理念和实践范畴,指导护理学的科学发展,并为护理实践、护理教育、护理科研和护理管理等领域的发展提供了科学的依据。

学习目标

1. 正确分析护理对象——"人"。
2. 阐述健康、环境、护理的概念。
3. 简述影响健康的因素和健康与疾病的关系。
4. 列出环境与健康的关系。
5. 应用护理与人、健康、环境的关系正确认识护理学。
6. 建立护理能维护人类健康的信念,并愿意投身于护理事业。

思维导图

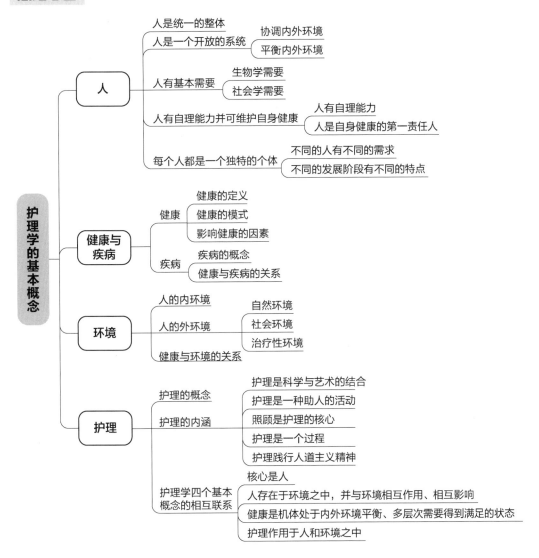

案例导入

　　2020年初,新冠病毒疫情发生以后,按照党中央、国务院的部署,全国各省市和军队系统派出了最强的医疗力量。当疫情最严重时,在湖北的援鄂医疗队员达到4.26万人,其中护士2.86万人,占了近70%。这些年轻护士不畏艰险、冲锋在前、舍生忘死,奋战在抗击疫情的第一线。在方舱医院,对轻症患者,护士严密观察病情,防止患者的病情向重症转化,给予患者心理支持、舒缓压力,构建良好的治疗环境,让患者心情愉悦地接受治疗,避免因隔离治疗而产生恐惧和焦虑;对重症患者,除了完成细致精准的治疗护理外,护士还承担了所有的生活护理和照料,同时给予重症患者所渴望的心理支持和人文关怀,让他们能够体会到爱的力量和支撑,增强患者战胜疾病的信心和力量。正如钟南山院士所说:"护士让患者看到了希望,看到了阳光,看到了未来。"护士在新冠病毒疫情防治工作中,为提高患者的治愈率、降低病死率发挥了非常重要的作用。

问题:

怎么理解护理与人、健康和环境的关系?

第一节 人

> ▶ 在线课程2-1 护理学的基本概念——人

护理是为人的健康服务的,护理学的研究对象是人。护理中的人,既指个体的人,又指群体的人,包括个人、家庭、社区。对人的认识是护理理论、护理实践的核心和基础。目前,从护理的角度对人的认识普遍包括以下几个方面。

一、人是统一的整体

1. 整体

整体是指按一定的方式和目的有秩序排列的各个个体(要素)的有机集合体。

(1)组成整体的各要素相互作用、相互影响,任何一个要素发生变化都将引起其他要素发生相应的变化。

(2)整体所产生的行为结果大于各要素单独行为的简单相加。在整体中,各要素功能的正常发挥都有助于整体功能的发挥,从而全面提高整体的功效。

2. 人是一个统一的整体

护理的服务对象是"人",人是一个统一的整体。

(1)生物学层面:人首先是一个生物有机体,即是由各器官、系统组成的受生物学规律控制的生物的人。

(2)社会学层面:人又是一个有思想、有情感,从事创造性劳动、过着社会生活的社会的人。

(3)护理学层面:人具有生物和社会双重性,是生理、心理、精神、社会等各方面相统一的整体。任何一方的功能失调都会在一定程度上引起其他方面的功能变化,从而对整体造成影响;而人体各方面功能的正常运转,又能促进人的整体功能发挥,从而使人获得最佳的健康状态。

二、人是一个开放系统

人生活在复杂的社会环境中,人生命活动的基本目标是维持人体内外环境的协调与平衡,无时无刻不与其周围环境发生着关系。

1. 协调内外环境

人必须不断地调节自身内环境以适应外界环境的变化。为此,人体内各系统间不停地在为适应外环境进行着物质、能量、信息的调节。

2. 平衡内外环境

人体作为一个整体,又不断地与环境进行物质、能量、信息的交换。经由这些互动发展出生活的行为模式,使人能与其他人及环境和谐相处。

强调人是一个开放系统,提示护理不仅要关心人的机体各系统或器官功能的协调平衡,还要注意环境对人的机体影响,这样才能使人的整体功能更好地发挥作用和运转。

三、人有基本需要

人的基本需要是指人为了维持身心平衡及生存、成长和发展,在生理上与心理上的最低限度需要。

1. 生物学需要

从生物学层面来看,作为生物人,为了生存、成长和发展,具有饮食、排泄、休息、活动、睡眠等生理需要。这些需要得不到满足,人就不能正常生存和成长。

2. 社会学需要

从社会学层面来看,作为社会人,人有心理、社会方面的需要,如情感表达、社会交往、爱与被爱、尊重与被尊重、自我价值的实现等需要。这些需要得不到满足,会引发人的机体失衡和导致疾病。

人必须满足其基本需要才能生存、成长和发展,护理的功能是帮助护理对象满足其基本需要。著名心理学家马斯洛将人类的基本需要归纳为五个层次,即生理需要、安全需要、爱与归属的需要、尊重需要、自我实现的需要(详见第五章中的"需要层次理论")。

四、人有自理能力并可维护自身健康

1. 人有自理能力

自理能力(self-maintenance)是指个体为维持生命和健康的需要而做出的一组活动,是有意识的、通过学习获得的、连续的行为。人有自理能力,都希望自己拥有健康的身体和健全的心理状态。

2. 人是自身健康的第一责任人

人具有自理能力,是自身健康的第一责任人,对维护和促进自身的健康负有责任。因此,当个体或集体有身心方面不适,能通过自理能力和寻求相应帮助来维持整体性和健康,并促进个体功能的发展。

护理工作可通过健康教育等方式,丰富人们的健康知识,支持、帮助护理对象恢复或增强自理能力,从而提高人的生存质量。

五、每个人都是一个独特的个体

人的社会性决定了每个人都是一个独立的个体。

1. 不同的人有不同的需求

每个人都有自身独特的思想、情感、动机和需要,所以护理工作应根据不同个体的独特性给予相应的护理。

2. 不同发展阶段有不同的特点

护理的服务对象涉及各年龄组的人。因此,护士必须对人生命周期的全过程的成长与发展有所了解。只有清楚地了解人的正常成长发展情况,才能有效地判断服务对象是否出现了异常,并为日常工作提出判断标准及依据。人的生命历程经历成长、发展、成熟、衰老4个过程。发展与成熟在人的一生中是持续、有序进行的,它不仅包括生理方面的变化,还包括心理及社会方面的适应及改变。在护理工作中,护理人员应根据其变化有针对性地制订护理措施,提高护理成效。

> 📖 拓展阅读 2-1　人的生长与发展

第二节　健康与疾病

> ▶ 在线课程 2-2　护理学的基本概念——健康

健康(health)与疾病(disease)是医学科学中两个最基本的概念,是人类生命活动本质、状态和质量的一种反映,也是护理理论研究领域的一个核心问题。预防疾病、促进健康是护理人员的天职。因此,护理人员只有明确健康与疾病的概念和理论,才能为服务对象提供高质量的护理。

一、健康

"健康"一词,在古代英语中有强壮(hale)、结实(sound)和完整(whole)的意思。健康是人类共同追求的目标,但不同的历史条件、不同的文化背景与个体不同的价值观等都可能造成对健康的不同理解。

1. 健康的定义

(1)古代健康观:中国古代医学认为人的机体阴阳平衡就能保持健康;古代西方朴素的健康观认为人是由血液、黏液、黄胆汁和黑胆汁组成,健康是四种液体协调的结果。

(2)近代健康观:近代传统的健康观认为健康就是没有疾病;健康是人体正常的功能活动;健康是人体正常的生理和心理活动。这些对健康的理解都没有全面反映健康的根本特征。

（3）现代健康观：以生物-心理-社会医学模式为基础，建立了现代健康观。

在 1948 年世界卫生组织（WHO）给健康下的定义："健康，不仅是没有疾病和身体缺陷，还要有完整的生理、心理状况与良好的社会适应能力。"这一定义提示了人类健康的本质，正确地指出了健康包括生理健康、心理健康及对社会适应良好。

WHO 在 1989 年对健康做了新的定义，即"健康不仅是没有疾病，而且包括躯体健康、心理健康、社会适应良好和道德健康"。增加了"道德健康"层面的内容，形成了四维健康观。①躯体健康：指身体结构完整和功能良好的状态，躯体没有疾病和残疾。②心理健康：指个体能够正确认识自己，情绪稳定、自尊自爱和积极乐观等。③社会健康：指能有效适应不同环境，胜任个人在社会生活中承担的各种角色。④道德健康：指能按照社会道德行为规范约束自己，履行对社会及他人的义务。

从现代医学模式出发，现代健康观涵盖了微观及宏观的健康观，既考虑了人的自然属性，又兼顾了人的社会属性，克服了将身体、心理和社会诸方面机械分割的传统观念，强调了人的健康不仅涉及人的机体方面，也涉及人的精神、道德方面。

2. 健康的模式

健康是动态的、连续变化的过程，维持健康的基本条件是人的多层次的需要得到满足，使机体处于内外环境的平衡和协调状态。

（1）健康-疾病连续体模式：指健康与疾病为一种连续的过程，处于一条连线上，其活动范围可从濒临死亡至最佳健康状态（见图 2-1）。健康和疾病之间有时很难找到明显的界限，存在过渡形式，是动态的而不是绝对的，任何人在任何时候的健康状况都会在连续相两端之间的某一点上占据一个位置，且时刻都在动态变化中。

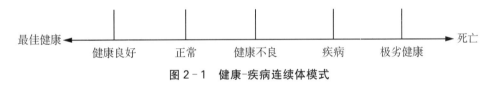

图 2-1　健康-疾病连续体模式

护士应用该模式可帮助服务对象明确其在健康与疾病连续相上所占的位置，并协助其充分发挥各方面功能，从而尽可能使其健康处于良好的状态。

📖 拓展阅读 2-2　亚健康

（2）最佳健康模式：该模式认为健康仅仅是"一种没有病的相对稳定状态。在这种状态下，人和环境协调一致，表现出相对的恒定现象"。而人应设法达到最佳健康水平，即在其所处的环境中，使人的各方面功能都得以最佳发挥，以发展其最大的潜能。最佳健康模式更多强调的是促进健康与预防疾病的保健活动，而非单纯的治疗活动。因此，护士可应用最佳健康模式，帮助服务对象进行着眼于发挥机体最大功能和发挥潜能的活动，从而帮助其实现最佳健康。如被誉为"当代保尔"的张海迪，面对生理残疾的命运挑战，没有沮丧和沉沦，对人生充满信心，乐观、开朗，充分发挥其尚存的功能，保持正常的社会交往,力所能及地为社会做贡献,使其在自身条件下达到最佳的健康水平。

3. 影响健康的因素

健康受生物因素、心理因素、环境因素、行为与生活方式与医疗保健服务体系等多种因素的影响。

(1)生物因素:是影响人类健康的主要因素,包括遗传、年龄、种族、性别等。如人类的染色体带有各种各样的显性或隐性基因,可造成染色体遗传性疾病,如糖尿病、血友病等。

(2)心理因素:古人曰,"喜伤心、怒伤肝、思伤脾、忧伤肝、恐伤肾",心理因素主要是通过情绪和情感作用对健康产生影响的。人的心理情绪反应可以致病,也可以治病。良好的心理情绪状态不仅有利于疾病的治疗和身体的康复,而且还可发挥药物难以达到的治疗效果。

(3)环境因素:环境对健康的影响极大,除一些遗传性疾病外,许多疾病都或多或少与环境有关。如住宅、卫生条件、气候、食物、空气、水、土壤等因素均对健康产生影响。

(4)行为与生活方式:生活方式对健康产生着积极或消极的影响。良好的生活方式对健康产生积极的影响,如适当的运动、节制饮食、戒烟戒酒、远离毒品、定期体检、生活规律等;不良的生活方式对健康产生消极的影响,如缺乏锻炼、吸烟酗酒、饮食过量、长期静坐等。

(5)医疗保健服务体系:医疗保健网络是否健全、医疗保健体系是否完善、群体是否容易获得及时有效的卫生保健和医疗护理服务等,均对健康产生较大的影响。

二、疾病

在人的生命过程中,疾病是不可避免的现象,是自然的动态过程。因此,护士应正确认识和诠释疾病,不仅要在个体器官、组织、细胞和分子等微观层面了解疾病,还应从家庭、社区和社会等层面认识疾病对人的生理、心理、社会及精神等方面的影响,从而帮助人们预防疾病、治疗疾病和恢复健康。

1. 疾病的概念

📖 拓展阅读2-3　古代和近代疾病观

现代医学综合考虑了人体组织、器官和系统的联系及人体生理、心理、社会、精神和环境等多因素的联系,对疾病的理解如下。

(1)疾病是发生在人体一定部位、一定层次的整体反应过程,是生命现象中与健康相对立的一种特殊征象。

(2)疾病是机体正常活动的偏离或破坏,是功能、代谢和形态结构的异常以及由此产生的机体内部各系统之间和机体与外界环境之间的协调发生障碍。

(3)疾病不仅是体内的病理过程,而且是内外环境适应的失调,是内外因作用于人体并引起损伤的客观过程。

（4）疾病不仅是躯体上的疾病，而且也包括精神和心理方面的疾病。完整的疾病过程，常常是身心因素相互作用、相互影响的过程。

综上所述，现代疾病观认为疾病是机体在一定的内外因素作用下而引起的一定部位的功能、代谢和形态结构的变化，表现为损伤与抗损伤的病理过程，是内稳态调节紊乱而发生的生命活动障碍。从护理的角度讲，疾病是一个人的生理、心理、社会和精神受损的综合表现，是无数生态因素和社会因素作用的复杂结果。

2. 健康与疾病的关系

随着人类对健康、疾病的认识日趋成熟，对两者的关系判定由过去认为两者是相互对立、"非此即彼"的关系，发展到目前普遍接受两者是连续变化的观点。

（1）健康与疾病是一个动态的过程。健康-疾病连续体模式提出了健康与疾病是一条连续的线，连线的一端为最佳健康状态，另一端则是死亡状态（见图2-1）。任何人、任何时候的健康状态都处于这条连线的某一点上，任何时期的状态都包含了健康与疾病的成分，哪一方面占主导，就表现出哪一方面的现象与特征，且位置和状态在不断变化。

（2）健康与疾病在一定条件下可以转化。健康与疾病是相对的，很难找到明显的界限，两者在一定条件下可以相互转化。例如，一个人在电脑上工作时间太长自觉眼睛不适，可能是眼疲劳所致。如果经过充分休息后，这种不适感消失，就仍能维持健康状态；但如果继续熬夜加班，机体各方面功能开始紊乱，就可能导致疾病。

（3）健康与疾病在同一个体上可以并存。一个人可能在生理、心理、社会和道德中的某些方面处于低层次的健康水平甚至疾病状态，但在其他方面是健康的。如截肢的患者，虽然身体残缺，但经过积极治疗和康复护理后，充分发挥其他方面的功能和潜能，达到自己最佳的健康状态。可见，健康与疾病可以在同一个体并存，而每个个体最终呈现的健康状态就是其生理、心理、社会和道德等方面健康水平的综合体现。

拓展阅读2-4　预防疾病的护理

第三节　环　　境

在线课程2-3　护理学的基本概念——环境

环境（environment）为我们每个人所熟悉，是人类生存的空间及其影响人类生活和发展的各种自然因素和社会因素的总体。人的一切活动离不开环境，并与环境相互作用、相互依存。良好的环境能促进人的健康，不良的环境则给人带来危害。护士应为患者创造良好的自然和社会环境，帮助人们识别和避免环境中的不利因素，从而促进健康，维护健康。

人类赖以生存和发展的环境又有内环境与外环境之分。

一、人的内环境

人的内环境,是指人的生理以及思维、思想、心理等。生理学家伯纳德认为,一个生物体要生存,必须努力保持其内环境的相对稳定。大量研究表明,人体要不断使其内环境维持一种动态的相对稳定的状态,这种稳定状态是机体的各种调节机制(如神经系统和内分泌系统)在无意识状态下以自我调整的方式来控制和维持的。如维持机体内部的水、电解质平衡及酸碱平衡等。

二、人的外环境

外环境可分为自然环境和社会环境。此外,与护理专业有关的环境还包括治疗性环境。

(1)自然环境:即生态环境,是指存在于人类周围自然界中各种因素的总称,是人类及其他一切生物赖以生存和发展的物质基础,包括物理环境(如空气、阳光、水土壤等)和生物环境(如动物、植物、微生物等)。在我国,随着经济快速增长,人民物质生活水平得到迅速的改善和提高,但同时也承受着环境污染的困扰。由于环境和人的健康密切相关,这就使医护人员有责任和义务通过各种渠道和运用各种方式去宣传和影响个体和群体,使他们自觉地、有意识地保护环境。

(2)社会环境:是人们为了提高物质和文化生活而创造的环境。在这个环境中同样也存在许多危害健康的因素,如人口的超负荷、文化教育的落后、人际关系的不协调、科学管理的缺乏、医疗保健服务体系的不完善等。

(3)治疗性环境(therapeutic environment):是专业人员在以治疗为目的的前提下创造的一个适合患者恢复身心健康的环境。个体在生命过程中都有机会接触医疗环境,医疗环境中是否强调为患者提供良好的治疗性环境,不仅可影响患者在就医期间的心理感受,还可影响个体疾病恢复的程度与进程。因此,作为医务人员,为患者提供一个安全、舒适、优美的适合其健康恢复的治疗性环境是十分必要的。

　拓展阅读2-5　构建良好的治疗性环境

三、健康与环境的关系

人类的一切活动都离不开环境,人类与环境相互依存、相互影响。人类的健康与环境状况息息相关。一方面,人们通过自身的应对机制在不断地适应环境,通过征服自然与改造自然来不断地改善和改变自己的生存与生活环境;另一方面,环境质量的优劣又不断地影响着人们的健康。据统计,人类所患的疾病中不少与环境中的致病因素有关,其中人为的生产活动造成的环境破坏对人类健康的威胁比自然环境因素更为严重。因此,人们在改造自然的同时,要有环境保护意识,自觉地保护自己的生存环境,使人类与环境相互协调,维持一个动态平衡的状态,使环境向着有利于人类健康的方向发展。

第四节 护 理

▶ 在线课程2-4 护理学的基本概念——护理

随着护理学的不断发展,护理已从一门技术性职业逐渐发展成为一门学科和专业。护理工作从传统的局限于单纯地做医生的助手转向能独立地处理人的健康问题。护理学经过多年的研究和探索,已建立起自己的理论体系和知识体系。

一、护理的概念

护理的概念随着护理科学的不断进步而发展。"nurse"这一词来源于拉丁语,原意为养育、保护、照料等。护理学的创始人南丁格尔认为,"护理既是艺术,又是科学"。1859年,她在《护理札记》中写道:"护理是通过改变环境,将患者置于最佳环境状态下,待其自然康复。"

1966年,美国护理学家韩德森(Henderson V.)提出:"护理是帮助健康人或患者进行保持健康或恢复健康(或在临死前得到安宁)的活动,直到患者或健康人能独立照顾自己",并具体提出了14项护理基本要素。

1973年,国际护士理事会(International Council of Nurses,ICN)提出:"护理是帮助健康的人或患病的人保持或恢复健康(或平静地死去)。"

1980年,美国护士学会(American Nurses Association,ANA)将护理定义为:"护理是诊断和处理人类对现存的或潜在的健康问题的反应。"这个定义突出了护理的独特性和专业性。目前,已经受到许多国家护理同行的赞同和采用。

2005年,中华护理学会提出了适合我国国情的护理定义:护理是综合应用人文、社会和自然科学知识,以个人家庭及社会群体为服务对象,了解和评估他们的健康状况和需求,对人的整个生命过程提供照顾,以实现减轻痛苦、提高生活质量和健康的目的。

二、护理的内涵

(1)护理是科学与艺术的结合。护理是科学和艺术相结合的活动,护理学本身是一门综合自然科学和社会科学知识的独立的应用科学。

(2)护理是一种助人的活动,护理是为人类健康服务的。护理人员以自己的专业知识、技能和爱心,基于不同的需要采用不同的形式和方法为服务对象提供帮助,给予关怀,满足其特定的需求,向他们提供必要的知识、技能、帮助他们预防疾病、维护健康、恢复健康和促进健康。

(3)照顾是护理的核心。照顾是护理的核心和永恒的主题。纵观护理发展史,无论在什么年代,也无论以什么样的方式提供护理,照顾(患者或其他服务对象)始终是护理人员工作的重心和职责。

(4)护理是一个过程。护理活动是护理人员与其他医务人员、服务对象和社会支持力量(如家属等)互动的过程,其工作方法是护理程序,通过评估、诊断、计划、实施和评价五个步骤实施护理。通过该步骤,护士可以有针对性地收集患者的资料,分析患者的问题,提出个性化解决方案,从而可以最大限度地避免治疗和护理的风险,故它是一种科学解决问题的方法。在护理过程中,各个方面是相互影响、相互作用的,如果达成和谐、一致的效果,过程进展就顺利,否则就会影响护理的质量和效果。

(5)护理践行人道主义精神。护士是人道主义忠实的执行者。在护理工作中提倡人道,首先要求护理人员视每一位服务对象为具有人性特征的个体,为具有各种需求的人,从而尊重每个个体。秉持人道主义和人文关怀理念,以人为本,给予服务对象以关爱和照顾,以仁爱之心提供人性化护理;对待服务对象一视同仁,不分高低贵贱,不论贫穷与种族,积极救死扶伤,为人们的健康服务。

三、护理学四个基本概念的相互联系

▶ 在线案例2-1　护理与人、环境和健康的关系

(1)护理学四个基本概念的核心是人,人是护理的服务对象,人的健康是护理实践的核心。

(2)人存在于环境之中,并与环境相互作用、相互影响。

(3)健康是指机体处于内外环境平衡、多层次需要得到满足的状态。

(4)护理作用于人和环境之中,其任务是努力创造良好的环境并帮助护理对象适应环境,从而达到最佳的健康状态。

人、环境、健康、护理四个概念密切相关。护理必须注意人的整体性,人与社会的整体性,人与自然的整体性。只有把人和自然、社会看作一个立体网络系统,把健康和疾病放在整个自然、社会的背景下,运用整体观念,才能探索出护理学的规律,促进护理学的发展。

▤ 拓展阅读2-6　护理在促进和维护健康中的作用

数字课程学习

▣ ○导入案例解析　○教学PPT　○复习与自测

(唐庆蓉)

第三章　我国医疗卫生服务体系

章前引言

　　经过长期发展,我国已经建立了由医院、基层医疗卫生机构、专业公共卫生机构等组成的覆盖城乡的医疗卫生服务体系。党的十九大报告在"提高保障和改善民生水平,加强和创新社会治理"部分,明确指出"实施健康中国战略",形成优化医疗卫生资源配置,构建与国民经济和社会发展水平相适应、与居民健康需求相匹配、体系完整、分工明确、功能互补、密切协作的整合型医疗卫生服务体系,实现覆盖城乡居民的基本医疗卫生制度,保障人民健康水平持续提升,奠定坚实的医疗卫生资源基础。

· 学习目标 ·

1. 简述我国医疗卫生服务体系的结构设置。
2. 简述我国医疗服务体系和护理行政组织系统的主体。
3. 简述基层医疗卫生机构的主要职责。
4. 列出社会办医院的意义。
5. 简述我国学术组织系统的使命、愿景、价值观、宗旨及任务。
6. 列出医院护理管理组织下不同职务的职责分配。
7. 简述医院护理管理组织架构及护理部的管理职能。
8. 树立投身医疗护理事业的信念。

思维导图

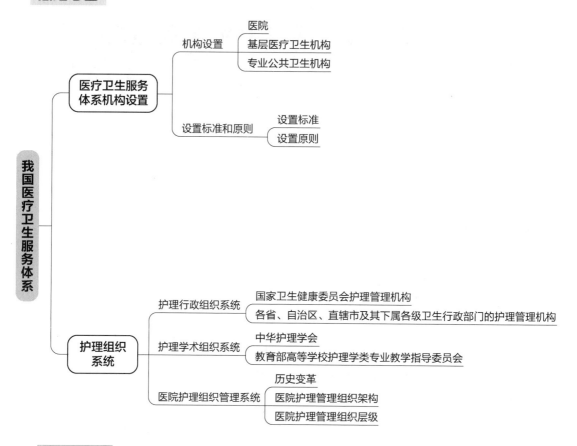

案例导入

　　某地三级甲等医院呼吸科门诊人满为患，一位患者抱怨自己已经等了 2 个小时了，显得有些急躁。诊室内的医生却是苦不堪言，他从早上到现在已经看诊了 50 多名患者了，忙得连水都没喝上一口，有些就诊患者只是普通感冒，完全没有必要到三级医院来看病。这边的三甲医院忙得不可开交，旁边离此地仅一站路的社区卫生服务中心却门可罗雀。

　　问题：

　　各级医疗卫生机构该如何进行功能定位？

第一节　我国医疗卫生服务体系机构设置

　在线课程 3-1　我国医疗卫生服务体系

一、我国医疗卫生服务体系机构设置

我国医疗卫生服务体系机构设置如图3-1所示。

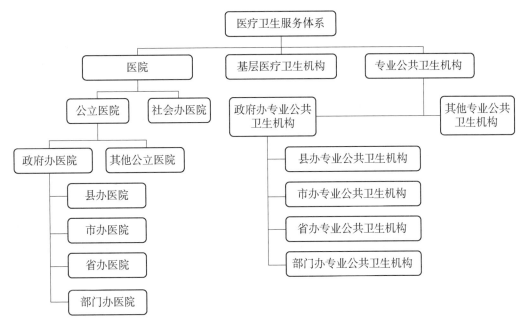

图3-1　我国医疗卫生服务体系机构设置

（一）医院

我国的医院分为公立医院和社会办医院。

1. 公立医院

按功能定位,公立医院是我国医疗服务体系的主体,应当坚持维护公益性,充分发挥其在基本医疗服务提供、急危重症和疑难病症诊疗等方面的骨干作用,承担医疗卫生机构人才培养、医学科研、医疗教学等任务,承担法定和政府指定的公共卫生服务、突发事件紧急医疗救援、援外、国防卫生动员、支农、支边和支援社区等任务。

（1）各级医院设置:公立医院分为政府办医院(根据功能定位主要划分为县办医院、市办医院、省办医院、部门办医院)和其他公立医院(主要包括军队医院、国有和集体企事业单位等举办的医院)。

📖 **拓展阅读3-1　各级医院设置及任务**

（2）床位设置:根据常住人口规模合理配置公立医院床位规模,即每千常住人口公立医院床位数3.3张(含妇幼保健院床位)。其中,县办医院每千常住人口床位数1.8张,市办医院每千常住人口床位数0.9张,省办及以上医院每千常住人口床位数0.45张,国有和集体企事业单位等举办的其他公立医院床位数每千常住人口调减至0.15张。实行分类指导,每千常住人口公立医院床位数超过3.3张的,原则上不再扩大公立医院规模,鼓励有条件的地区对过多的存量资源进行优化调整。对医疗卫生服务资源短缺、社会资本投入不足的地区和领域,政府要加大投入,满足群众基本医疗卫生服务需求。中医类医院床位数可以按照每千常住人口 0.55 张配置。同时,可以按照 15% 的公立医院床位比例设置公立专科医院。

(3) 医疗人员配置:在人员上以执业(助理)医师和注册护士配置为重点,以居民卫生服务需求量和医师标准工作量为依据,结合服务人口、经济状况、自然条件等因素配置医生和护士的数量,合理确定医护人员比例。按照医院级别与功能任务的需要确定床位与人员配比,承担临床教学、带教实习、支援基层、援外医疗、应急救援、医学科研等任务的医疗卫生机构可以适当增加人员配置。未达到床护比标准的,原则上不允许扩大床位规模。

2. 社会办医院

社会办医院是医疗卫生服务体系不可或缺的重要组成部分,是满足人民群众多层次、多元化医疗服务需求的有效途径。社会办医院可以提供基本医疗服务,与公立医院形成有序竞争;可以提供高端服务,满足非基本需求;可以提供康复、老年护理等紧缺服务,对公立医院形成补充。

3. 医院的分级

按照卫生部《医院分级管理标准》,医院被分为三级(一、二、三级)十等(每级分甲、乙、丙三等,三级医院增设特等)。

(1) 一级医院:是医疗、护理、预防、康复和提供社区初级卫生保健的基层医院,主要指农村乡镇卫生院、城市街道医院、地市级的区医院和某些企事业单位的职工医院。

(2) 二级医院:是地区性医疗预防的技术中心,主要指一般市、县医院及省辖市的区级医院以及具有一定规模的工矿、企事业单位的职工医院。

(3) 三级医院:是国家高层次的医疗卫生机构,是省(自治区、直辖市)或全国的医疗、预防、教学和科研相结合的技术中心,为服务对象提供全面连续的医疗护理、预防保健、康复服务和高水平的专科服务,主要指国家、省、市直属的市级大医院和医学院校的附属医院。

(二)基层医疗卫生机构

按功能定位,基层医疗卫生机构的主要职责是提供预防、保健、健康教育、计划生育等基本公共卫生服务和常见病、多发病的诊疗服务以及部分疾病的康复、护理服务,向医院转诊超出自身服务能力的常见病、多发病及危急和疑难重症患者。基层医疗卫生机构主要包括乡镇卫生院、社区卫生服务中心(站)、村卫生室、医务室、门诊部(所)和军队基层卫生机构等。

1. 机构设置

乡镇卫生院、社区卫生服务中心按照乡镇、街道办事处行政区或一定服务人口进行机构设置。在每个乡镇办好 1 所标准化建设的乡镇卫生院,在每个街道办事处范围或每 3 万～10 万居民规划设置 1 所社区卫生服务中心。

▣ 拓展阅读 3-2　基层医疗机构设置和任务

2. 床位配置

在床位配置上要按照基层医疗机构所承担的基本任务和功能合理确定基层医疗卫生机构的床位规模，重在提升床位质量，提高使用效率。到 2020 年，每千常住人口基层医疗卫生机构床位数达到 1.2 张，重点加强护理、康复病床的设置。

3. 人员配置

在人员配置上，每千常住人口基层卫生人员数达到 3.5 人以上，在我国初步建立起充满生机和活力的全科医生制度，基本形成统一规范的全科医生培养模式和"首诊在基层"的服务模式，全科医生与城乡居民基本建立比较稳定的服务关系，基本实现城乡每万名居民有 2～3 名合格的全科医生，全科医生服务水平全面提高，基本适应人民群众基本医疗卫生服务需求。原则上按照每千服务人口不少于 1 名的标准配备乡村医生，每所村卫生室至少有 1 名乡村医生执业。

(三) 专业公共卫生机构

1. 机构功能

按功能定位，专业公共卫生机构是向辖区内提供专业公共卫生服务（主要包括疾病预防控制、健康教育、妇幼保健、精神卫生、急救、采供血、综合监督执法、食品安全风险监测评估与标准管理、计划生育、出生缺陷防治等），并承担相应管理工作的机构。

专业公共卫生机构还要对公立医院、基层医疗卫生机构和社会办医院开展公共卫生服务，加强指导、培训和考核，建立信息共享与互联互通等协作机制。进一步明确专业公共卫生机构和医疗机构的职责，强化专业公共卫生机构对医疗机构公共卫生工作的技术指导和考核，监督部门加强对医疗机构的监督检查。综合性医院及相关专科医院要依托相关科室，与专业公共卫生机构密切合作，承担辖区内一定的公共卫生任务和对基层医疗卫生机构的业务指导。

2. 机构设置

专业公共卫生机构主要包括疾病预防控制机构、综合监督执法机构、妇幼保健计划生育服务机构、急救中心（站）、血站等，原则上由政府举办。

▣ 拓展阅读 3-3　各级专业公共卫生机构职责

3. 人员配置

在人员配置上，每千常住人口公共卫生人员数达到 0.83 人，各级各类公共卫生人才满足工作需要。疾病预防控制中心人员原则上按照各省、自治区、直辖市每万常住人口 1.75 人的比例核定；专业精神卫生机构应当按照区域内人口数及承担的精神卫生防治任务配置公共卫生人员。妇幼保健计划生育机构应当根据当地服务人口、社会需求、交通状况、区域卫生和计划生育事业发展规划以及承担的功能任务等合理配备人员。血站卫生技术人员数量应当根据年采供血等业务量进行配备。急救中心人员数量应根据服务人口、年业务量等进行配备。

二、我国医疗卫生服务体系机构设置标准和原则

(一)设置标准

为优化医疗卫生资源配置,构建与国民经济和社会发展水平相适应、与居民健康需求相匹配、体系完整、分工明确、功能互补、密切协作的整合型医疗卫生服务体系,国务院办公厅于 2015 年印发了《全国医疗卫生服务体系规划纲要(2015—2020 年)》,为全国医疗卫生服务体系资源要素配置设定了标准(见表 3-1)。

表 3-1　全国医疗卫生服务体系资源要素配置主要指标

主 要 指 标	标 准			
每千常住人口医疗卫生机构床位数(张)	6	医院 4.8	公立医院 3.3	省办及以上 0.45
				市办 0.9
				县办 1.8
				其他 0.15
		社会办医院 1.5		
		基层医疗机构 1.2		
每千常住人口执业(助理)医师数(人)	2.5			
每千常住人口注册护士数(人)	3.14			
每千常住人口公共卫生人员数(人)	0.83			
每万常住人口全科医生数(人)	2			
医护比	1∶1.25			
市办及以上医院床护比	1∶0.6			
县办综合性医院适宜床位规模(张)	500			
市办综合性医院适宜床位规模(张)	800			
省办及以上综合性医院适宜床位规模(张)	1 000			

注:省办包括省、自治区、直辖市举办;市办包括地级市、地区、州、盟举办;县办包括县、县级市、市辖区、旗举办

(二)设置原则

1. 坚持健康需求导向

以健康需求和解决人民群众主要健康问题为导向,以调整布局结构、提升能级为主线,适度有序发展,强化薄弱环节,科学合理地确定各级各类医疗卫生机构的数量、规模及布局。

2. 坚持公平与效率统一

优先保障基本医疗卫生服务的可及性,促进公平公正。同时,注重医疗卫生资源配

置与使用的科学性与协调性,提高效率,降低成本,实现公平与效率的统一。

3. 坚持政府主导与市场机制相结合

切实落实政府在制度、规划、筹资、服务、监管等方面的责任,维护公共医疗卫生的公益性。大力发挥市场机制在配置资源方面的作用,充分调动社会力量的积极性和创造性,满足人民群众多层次、多元化的医疗卫生服务需求。

4. 坚持系统整合

加强全行业监管与属地化管理,统筹城乡、区域资源配置,统筹当前与长远,统筹预防、医疗和康复,中西医并重,注重发挥医疗卫生服务体系的整体功能,促进均衡发展。

5. 坚持分级分类管理

充分考虑经济社会发展水平和医疗卫生资源现状,统筹不同区域、类型、层级的医疗卫生资源的数量和布局,分类制定配置标准。促进基层医疗卫生机构发展,着力提升服务能力和质量;合理控制公立医院资源规模,推动发展方式转变;提高专业公共卫生机构的服务能力和水平。

第二节　我国的护理组织系统

我国的护理组织系统分为以下三大部分。

一、护理行政组织系统

(一) 中华人民共和国国家卫生健康委员会护理管理机构

1. 国家卫生健康委员会

国家卫生健康委员会(National Health Commission of the People's Republic of China)是根据《第十三届全国人民代表大会关于国务院机构改革方案的说明》规定组建。人民健康是民族昌盛和国家富强的重要标志。为推动"实施健康中国战略",树立大卫生、大健康理念,把以治病为中心转变到以人民健康为中心,预防控制重大疾病,积极应对人口老龄化,加快老龄事业和产业发展,为人民群众提供全方位、全周期的健康服务。

国家卫生健康委员会的主要职责是拟定国民健康政策,协调推进深化医药卫生体制改革,组织制定国家基本药物制度,监督管理公共卫生、医疗服务、卫生应急,负责计划生育管理和服务工作,拟定应对人口老龄化、医养结合政策措施等。

2. 国家卫生健康委员会医政医管局

国家卫生健康委员会下设医政医管局,主要职责是拟定医疗机构及医务人员、医疗技术应用、医疗质量和安全、医疗服务、采供血机构管理以及行风建设等行业管理政策规范、标准并监督实施,承担推进护理、康复事业发展工作;拟定公立医院运行监管、绩效评价和考核制度。该机构设综合处、医疗资源处、医疗机构处、医疗管理处、医疗质量与评价处、医疗安全与血液处、护理与康复处、行风建设处、公共卫生医疗管理处共九个部门。

3. 国家卫生健康委员会护理与康复处

国家卫生健康委员会主管护理工作的部门是医政医管局下设的护理与康复处,由一名副处长分管护理工作,负责为全国城乡医疗机构制定有关护理工作政策、法规、人员编制、规划、管理条例、工作制度、职责和技术标准等;配合教育、人事部门对护理教育、人事等进行管理;并通过医院管理研究所护理中心进行质量控制、技术指导、专业骨干培训和国际交流。

(二) 各省、自治区、直辖市及其下属各级卫生行政部门的护理管理机构

各省(市)、自治区卫生健康委(局)均有一名厅(局)长分管医疗和护理工作。除个别省市外,地(市)以上卫生健康委员会普遍在医政医管处(科)配备了一名主管护师或以上技术职称的人员全面负责本地区护理管理工作,并根据需要和条件,配备适当的助手。部分县卫生局也配备了专职护理管理干部,加强护理管理。各级卫生行政组织中的护理管理机构与人员的职责和任务是:在各级主管护理工作管理者的领导下,根据实际情况负责制定并组织贯彻护理工作的具体方针、政策、法规和护理技术标准;提出并实施发展规划和工作计划,检查执行情况;组织经验交流;负责听取护理工作汇报,研究解决存在的问题;并与中华护理学会各分会相互配合。

二、护理学术组织系统

(一) 中华护理学会

中华护理学会(Chinese Nursing Association,CNA)成立于 1909 年,是我国自然科学团体中成立最早的学术组织之一,是依法登记成立的全国性、学术性、非营利性社会团体,是党和政府联系护理科技工作者的桥梁和纽带,是凝聚中国 400 余万护士的唯一全国性护理学会。中华护理学会接受主管单位中国科学技术协会和社团登记管理机关民政部的业务指导和监督管理,业务上接受国家卫生健康委员会的指导。中华护理学会拥有个人会员 16 万余人,遍及全国 31 个省、自治区、直辖市及军队系统。

1. 中华护理学会是发展我国护理学科技事业的重要社会力量

(1) 学会的使命:凝仁爱之心、聚守护之力、促人类健康。

(2) 学会的愿景:致力于成为护理事业发展的推动者、护理工作者的代言者、人类健康的促进者。

(3) 学会的价值观:仁爱慎独、敬业奉献、创新进取。

(4) 学会的宗旨:遵守宪法、法律法规和国家政策,践行社会主义核心价值观,遵守社会道德风尚。执行国家发展护理科技事业的方针和政策。崇尚救死扶伤,以人为本,

全心全意为人民健康服务的护理道德,坚持民主办会原则充分发扬学术民主,依法维护护理工作者的合法权益,提高护理科技工作者的业务水平,促进护理学科的繁荣和发展。

(5)学会的主要任务:组织广大护理工作者开展学术交流和科技项目论证、鉴定;编辑出版专业科技期刊和书籍;普及、推广护理科技知识与先进技术;开展对会员的继续教育;对国家重要的护理技术政策、法规发挥咨询作用;向政府有关部门反映会员的意见和要求,维护会员的权利,为会员服务。

2. 中华护理学会历史变革

中华护理学会(中国看护组织联合会)于 1909 年 8 月 19 日在江西牯岭正式成立,曾先后更名为中华护士会、中华护士学会、中国护士学会,1964 年更现名至今。会址亦经上海、汉口、北京、南京、重庆等多处变迁,1952 年定址北京。至 2008 年底,总会会员有 6 万余人。自 1914 年以来,共召开全国会员代表大会 25 次。学会经常组织召集全国及国际学术会议、开展科技咨询服务,有力地推动了中国护理学科的发展、护理科技人才的成长和医疗卫生保健事业的进步。

3. 中华护理学会组织系统

中华护理学会作为中国科学技术协会(以下简称"中国科协")所属全国性学会之一,受中国科协和国家卫生健康委员会的双重领导。学会的最高领导机构是全国会员代表大会。全国会员代表大会选举产生理事会,在代表大会闭会期间理事会是执行机构。理事会选举理事长、副理事长和常务理事组成常务理事会,在理事会休会期间行使理事会职能。全国会员代表大会选举产生秘书长,负责主持日常工作。目前,中华护理杂志社有限责任公司设中华护理杂志编辑部、中华护理教育编辑部、国际护理科学(英文)编辑部三个部门。办事机构设综合办公室、学术部、继续教育部、国际部、财务部五个职能部门,承办各项具体事务,并根据学科发展需要,先后成立工作委员会、专业委员会。

(二)教育部高等学校护理学类专业教学指导委员会

教育部高等学校护理学专业教学指导委员会(以下简称"护理学教指委")是教育部聘请并领导的指导护理学高等学校本科教育教学工作的最高专家组织,具有非常设机构的性质。

1. 护理学教指委的性质

护理学教指委全面贯彻党的教育方针,坚持马克思主义指导地位,坚持中国特色社会主义教育发展道路,坚持"以本为本",推进"四个回归",落实立德树人根本任务,围绕全面提高高等学校人才培养能力,充分发挥"参谋部""咨询团""指导组""推动队"的作用,加快建设高水平的本科教育,培养德、智、体、美、劳全面发展的社会主义建设者和接班人。

2. 护理学教指委的主要任务

护理学教指委以"习近平新时代中国特色社会主义思想"为指导,贯彻落实全国教育大会精神,落实新时代全国高等学校本科教育工作会议要求,接受教育部委托,开展护理学高等学校教育教学研究、咨询、指导、评估和服务等工作。

(1)开展新时代中国特色社会主义高等教育理论体系研究,开展护理高等学校人才培养和护理本科教育教学理论与实践研究。

(2)组织开展护理高等学校教师教学能力提升培训、学术研讨和经验交流。

(3)开展护理高等学校本科专业设置评议与咨询,指导高等学校开展一流本科专业建设。

(4)指导开展课堂教学改革,推进优质教育教学资源开放共享,推广优秀教学成果,推动护理高等学校形成良好的教育教学秩序。

(5)推进护理高等学校人才培养标准体系建设,参与开展护理本科专业三级认证,加强高等学校质量文化建设。

(6)承担教育部委托的其他任务。

护理学教指委及分委员会各设主任委员 1 人,副主任委员若干人,委员人数原则上不超过 50 人。各教指委设秘书长 1 人,原则上在主任委员所在单位聘请,协助主任委员处理日常工作。根据需要设副秘书长 1~2 人。

三、医院护理组织系统

(一)医院护理管理组织

护理部是医院内部机构设置中的一个中层技术和行政职能部门,在院长或主管护理的副院长领导下,负责全院的护理管理工作。它与行政、医务、教学、科研、后勤管理等职能部门并列,相互配合,共同完成医院各项任务。

1. 护理部的管理职能

护理部的管理职能包括制订并落实医院护理工作长远规划、年度工作计划及培训计划;设定护理岗位,制订和实施人力资源调配方案;培养选拔护理管理人员,组织和参与护士考试考核录用、职称晋升工作;建立健全护理工作制度、各级各类和各岗位护士职责等;建立健全护理质量管理体系,负责全院护理质量督导和评价,实施护理质量持续改进,不断提高护理质量;组织疑难病例护理会诊、查房和危重患者抢救;制订科学、规范化的疾病护理常规、护理技术操作规程、护理工作关键流程、护理质量评价标准等;配合医院业务用房建筑设计和装饰布局的审核;参与护理设施、相关耗材的购置考察与审定工作;安排和落实各项护理教学计划;对护理新业务、新技术进行管理,积极开展护理科研;对医院护理实施信息化动态管理等,将占医院总人数三分之一的护士组织管理起来,保障完成护理工作任务和不断提高护理工作质量,协调护理工作和医院的其他工作。

2. 护理部的工作特点

(1)政策性:护理部人员要有很强的政策观念,在处理问题时必须严格遵守国家的政策法令和医院的规定。

（2）专业性：必须按专业工作的特点和规律，采用科学的管理思想、手段和方法，才能保证管理目标的实现。

（3）广泛性：临床护理工作所需保障的对象涉及的范围相当广泛，需要护理部统筹和安排包括物资保障、技术保障、生活服务保障、病区环境保障、安全保障等。

（4）随机性：护理工作的随机性很强，护理部要加强工作的预见性，在制订计划、安排工作时一定要留有余地，以保证一旦遇到突发事件时能应付自如，不影响正常工作的顺利开展。

（5）事务性：护理部必须提高处理事务的能力与效率，尽量从事务里解脱出来，集中精力抓好临床护理工作。

（二）护理组织管理层级

根据医院的功能与任务，建立独立、完善的护理管理体系，三级医院实行院长（分管副院长）领导下的护理部主任、科护士长、护士长三级负责制；二级医院可实行三级负责制或护理部主任（或总护士长）、护士长二级负责制。护理部主任或总护士长由院长聘任，副主任由主任提名，院长聘任。护理部主任全面负责医院护理工作，各科主任与护士长是专业合作关系。一般 30～50 张病床的病区或拥有 5 名护士以上的独立护理单元设护士长 1 名。护理任务重、人员多的护理单元，可增设副护士长 1 名。

1. 护理部主任

护理部主任的基本职责包括行政管理、业务管理、人事管理、员工管理、专业建设、教学管理几大方面，是医院护理系统的最高层管理者，负责全院的护理组织管理工作和业务技术管理工作。

2. 科护士长

科护士长的职责是在上级的领导、指导下，负责本科室的护理、教学、科研和管理工作；参与本科室各病房晨会交接，做好检查，指导复杂的护理技术实践动作；教育全科室护理人员加强工作责任心；同科主任查房，了解问题，加强医护沟通；组织本科室护理人员不断学习，注重素质培养；了解本科室患者的病情、思想及生活情况；负责安排护生的教学及实习工作；合理进行本科室护士的轮换和临时调配工作；拟订科研计划，定时监督计划执行情况，及时总结经验。

3. 护士长

护士长的职责是负责科室护理业务、科研、教学、病房管理工作；有计划地安排重点工作；落实各项制度，监督科室护士工作，防止差错发生；参加并组织危重患者抢救及病历讨论；参与科主任查房，了解护理工作要求，加强护患关系；组织每月护理查房、护理业务学习及护理临床教学；负责科室物资的领取、合理保存、定期检查；每周 2 次核对医嘱，定期召开公休座谈会；定期与科主任及病房领导小组讨论研究工作，汇报工作情况，并按时布置和总结；做好护士的思想工作，加强病房管理。

▶ 在线案例 3-1 新护士长的烦恼

数字课程学习

◎ ○导入案例解析　○教学 PPT　○复习与自测

（胡燕琪）

第四章　护士素质与角色

章前引言

　　随着中国经济社会和医疗卫生事业的发展,人民群众的健康需求趋向多元化,对医疗卫生保健事业提出了新的要求,促使护理行业不断向深层次、专业化方向发展,护士的角色功能不断扩大,对护士综合素质的要求也越来越高。良好的护士素质既有助于为服务对象提供高质量的护理服务,又能提高护士的自身形象。

学习目标

1. 阐述素质的概念。
2. 阐述护士素质的基本内容。
3. 举例说明护士思想道德素质的内涵。
4. 举例说明护士专业素质的内涵。
5. 叙述角色的概念和特征。
6. 正确认识现代护士的角色功能。
7. 从专业发展的角度,说明护士的素质要求和角色功能。

思维导图

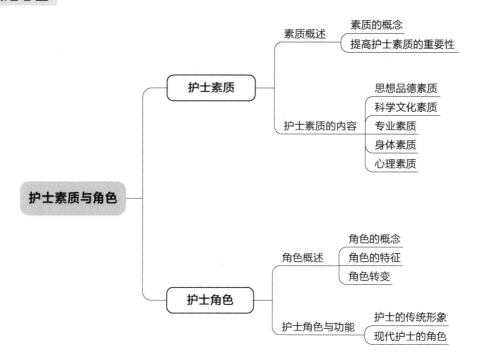

案例导入

患者,女,48岁,肝硬化病史7年。因饮食不当出现呕血、黑便1天入院。呕吐暗红色液体,量约600 ml;黑便2次,约400 g。查体:体温36.9℃,脉搏120次/分钟,呼吸22次/分钟,血压80/60 mmHg(1 mmHg = 0.013 kPa),面色苍白,四肢湿冷,医嘱输血600 ml。护士为患者第一时间建立静脉通路进行输血,并加强病情观察。在护理过程中,患者对于呕血表现出焦虑情绪,担心预后。护士及时介绍了疾病情况,安慰患者及家属。住院期间,护士为该患者制订了详细的护理计划,并对患者及家属进行健康教育。2周后,患者好转出院。这名护士在工作之余,不断地思考在护理患者过程中遇到的问题,通过循证的方法开展科学研究来解决问题,并撰写论文供同行借鉴交流。

问题:

1. 护士在护理患者过程中应具备哪些素质?
2. 在护理服务过程中护士有哪些角色功能?

第一节　护　士　素　质

▶ 在线课程4-1　护士素质与角色

护士的素质是指护士应具备的职业素质,它不仅体现于仪表、风度、行为等外在形象,而且更体现在护士的道德品质、业务能力等内在的素质。随着现代医学的迅速发展,对护理工作技术和理论知识不断提出新的要求,同时对护士的要求也越来越高。

一、素质概述

(一) 素质的概念

素质(diathesis)是心理学上的一个专门术语,是指人的一种比较稳定的心理特征,可分为先天和后天两个方面。先天素质是指人的自然性的一面,是指人的机体与生俱来的某些特点和原有基础,如先天形成的形态结构、感觉器官和神经系统等,特别是大脑结构和功能上的一系列特点。后天素质是指人的社会性的一面,是指通过不断地培养、教育、自我修养、自我磨炼而获得的一系列知识技能、行为习惯、文化涵养、品质特点的综合。

素质既是人的一种心理特征,也是人特有的实力体现。护士素质是指在一般素质基础上,结合护理专业特性,对护理工作者提出的特殊的素质要求。

📖 拓展阅读4-1　"护士"一词的来源

(二) 提高护士素质的重要性

提高护士素质有利于护理学科的发展和护理质量的提高,有利于护理人才的成长和医院的整体发展。

1. 促进护理学科的发展

随着医学科学的发展,护理学科在护理理论、护理体制、护理范畴、护理技术等方面都得到了一定程度的发展和进步。护理学科发展为一门独立的学科,护理工作者由单纯地执行医嘱和医生的助手转变为医生的合作者,共同商讨护理对象的医疗护理。护理学科已成为一门有影响的、守护人类健康的学科。

2. 提高护理质量

护理质量的高低与护士素质的优劣有密切的关系。护理质量是护士素质的反映,护士素质又是提高护理质量的动力。护士具有较高的文化素质、精湛的护理技术、较强的护理管理能力,使我国护理事业得到迅速恢复和发展,保障了护理质量的逐步提高。

3. 有利于护理对象早日康复

护理的工作重点是促进健康、恢复健康、预防疾病、减轻痛苦,最大限度地满足人民群众防病治病的需要。只有具有高素质的护理人员,才能充分发挥护理技术的作用,才能在运用护理技术的过程中取得理想的效果,才能有良好的服务态度,才能帮助护理对象早日康复,全面提高医疗护理质量。

二、护士素质的内容

护理工作与人的健康密切相关,护士要具备高尚的思想品德素质、丰富的科学文化素质、良好的专业技能素质及身体心理素质,才能胜任护理工作,为护理对象提供良好的护理服务。

(一)思想品德素质

护理是健康所系、性命相托的职业。因此,护士应具有良好的思想品德素质,以促进和恢复人类健康为己任。

1. 政治思想素质

护士应热爱祖国、热爱人民、热爱护理事业,具有为人类健康服务的奉献精神;具有正确的人生观、价值观,能做到自尊、自爱、自立、自强;具有正视现实,面向未来的眼光。

2. 职业道德素质

护士应具有良好的职业道德,其核心是救死扶伤和人道主义,这也是护士职业道德的具体体现。护士是白衣天使,爱岗敬业,不怕苦、不怕累,应具有高尚的情操、高度的社会责任感和同情心;具有一颗善良的心,忠于职守,急患者之所急,想患者之所想,实行人道主义精神;具有高度的责任心、同情心和爱心,以服务对象的利益为重。

▶ 在线案例 4-1 "硬核"护士长 "疫"线巾帼绽芳华

3. 慎独修养

慎独是儒家的一个重要概念。《辞海》称:慎独是"在独处无人注意时,自己的行为也要谨慎不苟。"护理工作常在患者及家属不知情或患者意识不清时独自进行,如单独值夜班、无菌操作、护理昏迷患者等都是在无人监督的情况下进行的,也最能体现一个人的素质和道德水平。护士的慎独修养是以诚实的品格及强烈的责任心为基础的,而诚实的品格和慎独修养正是护士高尚的思想情操的具体表现。

(二)科学文化素质

为适应社会和护理学科的发展,良好的业务素质必须有一个合理的知识结构作为基础和支持。

1. 基础文化知识

基础文化知识是科学文化素质的基础,是护士适应护理学科发展的基本保证。护士具有良好的科学文化素质,必须建立在科学的知识结构基础上,掌握相关的数学、物理、化学、英语、计算机、生物学等基础文化知识,为进一步学习和理解医学、护理学理论打下良好的基础。

2. 人文及社会科学知识

人文及社会科学知识是护理学科的完善和提高,以及护理工作内容、范围的转变和扩大的基本要求。护理工作的对象是人,护士必须学会尊重人、理解人,进而才会真诚地关心人、体谅人。因而,护士要懂得爱,懂得美,遵守社会道德规范,具有与人交流思想的技能。护士通过学习心理学、伦理学、哲学、美学、人际沟通、法律法规、社会学、法学、统计学、教育学等知识,不断拓宽自身的知识视野,才能更好地把握护理对象的心理特点,尊重其人格,融洽人际关系,以人为中心实行整体护理,最大限度地满足护理对象的健康需求。

(三) 专业素质

1. 扎实的专业理论知识

护士应完成基本的护理教育课程,经过考试或考核合格后持有护士执照,熟练地掌握各种常见病的症状、体征和护理要点,并运用足够的知识为服务对象制订护理计划、实施各种护理措施;掌握心理学和护理伦理学等知识,了解新的护理理论知识和信息,不断地学习以充实自己,积极开展和参与护理科研等工作。

2. 规范的实践操作能力

熟练掌握护理操作技术是一名优秀护士应具备的基本条件,除了掌握常见的医疗护理技术外,对自己现岗位的专科护理技术应熟练、精通,能稳、准、快、好、高质量地完成各项护理工作,高超的护理技术能为护理对象减轻痛苦,增强护士的自信心。过硬的技术可以增强护理对象对护士的信任感,有利于与护理对象建立良好的人际关系,也有利于取得其他医护人员的信任和合作。随着医学的不断发展、更新,护士更应该刻苦钻研业务,努力完善护理技能,掌握运用各科新业务、新技术的精湛技能。

▶ 在线案例 4-2　熟练掌握心电监测技术

3. 熟练的急救技术和设备的使用

护士要熟悉急救药品的应用,熟练掌握基础生命支持、吸痰、洗胃等抢救技术,积极地配合医生完成对急症或危重患者的抢救等,要求护士有较高的独立操作能力,要不断学习急救新知识、新技术,提高自己的业务素质。

▶ 在线案例 4-3　熟练应用急救技术和仪器设备

4. 敏锐的观察能力

护士应用专业知识及技能,准确收集护理对象的资料,通过细致入微的观察,及时发现护理对象的病情变化,判断问题的轻重缓急并及时处理。护士要善于观察和发现护理对象的病情变化,并能及时采取有效的治疗护理措施,观察护理对象的心理活动及身心两方面的动态变化,解除护理对象的心理压力并满足护理对象生理、生活上的合理需要。密切观察才能及时掌握护理对象病情的动态变化,给抢救生命赢得时间。

5. 分析和解决问题的能力

护理学是一门应用性很强的学科,注重应用护理程序的工作方法,解决护理对象现存的或潜在的健康问题。护士只有具备了分析判断能力才能更好地对护理对象的健康做出整体的判断和分析,明确预期结果,并判断护理对象是否已达到预期目标,才能善于发现和寻找信息资源,使护理工作能够做到言行有理可循、有据可依。护士面对护理对象的具体问题,应当机立断做出决策,采取适当的措施加以解决,这就要求护士在整个护理过程中,有较强的综合分析问题和解决问题的能力。

6. 评判性思维能力

评判性思维能力是对临床上复杂的护理问题进行有目的、有意义的自我调控性的判断、反思、推理及决策的过程,是护士面临动态、复杂的临床环境进行正确反思与选择必需的思维及判断方法。由于护理环境复杂,护士必须综合运用所掌握的知识,对复杂临床现象进行独立思考和质疑,对临床问题进行评判性评估、分析、综合推理、判断,才能做出更好的决策,正确有效地解决面临的各种问题。随着护理学科的发展,护士要不断地开阔视野,培养广泛的兴趣,运用足够的知识储备,认真思考,养成独特、良好的思维习惯,不断提高评判性思维能力。

▶ 在线案例4-4　评判性思维案例学习

7. 机智灵活的应变能力

人的心理活动与个性特征是不断变化的,护士面对千差万别的护理对象,同样的护理语言与态度不一定适合所有的人。所以护士不仅应具有丰富的专业知识,还应具有机智灵活的应变能力。

8. 独立学习和创新能力

护理事业在不断发展和进步,为适应现代医学模式的转变,在实践工作中护士遇到具体的疑难问题时,能主动查阅资料或请教有关专家以解决问题。护士要不断地关注学科新的发展变化,不断地积累经验及时补充自己知识体系中的欠缺与不足,培养自己更新知识结构的能力,形成一定的专业知识储备,同时要善于发现工作中的问题,运用创造性思维加以解决。

9. 良好的人际沟通能力

护理工作是离不开人际交往与沟通的,有效的沟通是提高护理质量的核心和关键。护士在工作中是与护理对象和家属、医生接触最多的人,处于人际交往的关键地位。护理学是一门温暖的、有情感的、满足人们健康需求的学科。在护理工作中,保持良好的沟通和人际关系能促进护患之间的相互理解,提高护理对象对护士的信任度和对护理工作的满意度,增强护理对象配合护理工作的自觉性,不仅为护理对象提供心理和情感支持,让护理对象感受到人文关怀,还能缓解可能出现的护患关系的紧张局面,提升护理质量。良好的医护沟通、护际沟通使各项医疗护理工作顺利进行,从而有利于护理对象的康复。和谐的人际关系使护士在工作时保持良好的情绪,能够愉快地工作,促进护理工作者的身心健康。

（四）身体素质

护理工作是一个特殊的职业,是体力劳动与脑力劳动相结合的工作。护理服务的对象是人,关系到人的生命。因此,护士在工作中必须慎之又慎、精神高度集中,这就要求护士具备健康的身体、充沛的精力、勤恳的敬业精神,才能保证护理工作的顺利进行和开展。

(五)心理素质

护士的心理素质是指护士在认识过程、情感过程、意志过程及个性心理特征方面所具备的素质。护士是为护理对象提供护理服务的主体,因此护士必须加强自身的修养,具备良好的精神面貌和健康的心理素质,对生活的态度积极向上、乐观自信,面对突发事件临危不乱,能沉着应对,有宽阔的胸怀,在工作中有成绩不骄傲,能虚心请教学习新技术,能听取不同意见,取人之长、补己之短,不断完善自己,更好地为护理事业服务。

📖 **拓展阅读 4 - 2　护士应具有的心理素质**

护士只有具备了良好的综合素质,才能更好地胜任护理工作,才能使护理对象真正得到最优质的全方位的护理,从而提高医疗护理质量,减轻护理对象的痛苦,促进护理对象的健康。当代护士为适应新医学模式下的护理工作,应当不断进取,提高自身的修养。

第二节　护　士　角　色

护士作为一种社会角色,处于防治疾病、保护护理对象的健康的重要地位,因而必须具有相应的道德品质、业务水平和操作技术,同时需要根据社会对护士的角色期望而努力塑造自身,逐步完善自身。随着我国进一步深化医药卫生体制改革,健全医疗卫生服务体系,加强健康管理和社区医疗建设,我国护理角色的整体化功能得到充分发挥,护士角色趋于多样化、复杂化,充分体现护士是贯穿人类生命全过程的健康卫士。

一、角色概述

角色是社会心理学中的一个专门术语,它源于戏剧舞台上的演出用语。1936 年,美国人类学家林顿(Linton R.)在《人类研究》一书中提出社会角色一词,后来被广泛运用于分析个体心理、行为与社会规范之间的相互关系中,成为社会学、社会心理学和护理学中常用的词语。

(一)角色的概念

角色又称社会角色(social role),是指处于一定社会地位的个体或群体,在实现与这种地位相联系的权利与义务中所表现的符合社会期望的模式化行为。因而,角色是对个体在特定社会系统中一个特定位置的行为期望和行为要求,表明一个人在社会结构和社会制度中的特定位置、相应权利和担负的责任。例如,教师是一种身份,具有特定的位置,认真教学、以身作则是这一角色应有的角色行为;而爱护学生、教书育人则是社会对这一角色行为的期望和要求,同时教师角色又具有教育学生健康成长的权利与义务。

(二）角色的特征

1. 角色之间相互依存

任何角色在社会中都不是孤立存在的，而是与其他角色相互依存的，即一个人完成某一角色，必须要有一个或一些互补的角色存在。如要执行学生的角色，必须有教师的角色存在。同理，要完成护士的角色，必须要有医生、患者、患者家属的角色存在。这些互补或关联的角色组成了角色丛，所有角色要在角色丛中完成。

2. 角色行为由个体完成

只有在个体存在时，才会拥有某一个角色。社会对每一个角色均有"角色期待"，如对学生有学生的行为标准，教师有教师的形象，护士要有护士的行为规范等。这种"角色期待"形成的价值体系，通过社会化的过程，融入每个人的认知系统中，使个体按照社会"角色期待"的相关内容来执行和完成角色行为。若个体或群体的角色行为符合社会的"角色期待"，则社会和群体将能和谐、圆满的共同生活；反之，则导致紧张与冲突。

3. 复式角色现象普遍存在

复式角色是指当多种角色集于某个体时，该个体所处的位置，又称角色集。例如，一位女性，在家庭中，对孩子来说她是母亲，对丈夫而言她是妻子；在工作岗位上，她是护士，可能同时又是临床带教教师；在社会上，她是顾客；等等。这名女性集多种角色于一身成为一个复式角色，这种现象在人类社会中普遍存在。

（三）角色转变

角色转变是指个体承担并发展新角色的过程。在这个过程中，个体必须改变自己的情感、行为以符合社会对个体新的角色期待，以有效地完成角色转变。每个人在一生中，在不同的时间、空间里会同时扮演多种不同的角色，这是人发展过程中不可避免的。从长远时间来看，一个人可能担任过学生、父（母）亲、雇主、雇员等角色。而在短时期中，一个人也往往同时扮演几种角色，如工作时间，是领导、医生、职员；下班时间，是父亲、儿子、女儿等。一个护士可能同时既是妻子又是母亲。不同的角色，承担不同的责任，表现不同的功能。当个体执行并发展某一新的角色时，就出现了角色转变。

二、护士角色与功能

护士角色是护士应具有的与职业相适应的社会行为模式，这种模式随着社会的发展而不断变化。随着护理学由简单的、医学辅助的学科发展为现代的、独立的一门学科，护士的角色与功能也发生了根本的变化。当代护士的角色是以往护士角色发展的结果，也将影响未来护士角色的发展。

（一）护士的传统形象

1. 民间形象

护士最初的角色是以"母亲形象"出现的，因为护士能像母亲一样给予受疾病折磨的人以关怀、照顾,反映了护士帮助、照顾患者时的温柔、慈爱,护士在人们心目中是殷勤、慈祥、无微不至的社会形象。

2. 宗教形象

中世纪的欧洲,在宗教的影响下许多教会设置医院,众多修女、基督教徒从事医疗护理工作。这种宗教的形象强化和丰富了民间的护士形象,教徒们认为照顾患者与拯救患者的灵魂一样重要,提倡护士应善良、富有爱心,但无须接受正规的教育,多侧重于对患者的生活照顾。

3. 仆人形象

仆人形象来源于护理历史上的"黑暗时期",疾病被认为是对罪恶的一种惩罚,对患者的照顾也就远不是仁慈了,护士往往由出身低微、道德不好的妇女甚至酒鬼、罪犯来担任,她们既不像修女般为患者祈祷,也不能执行良好的护理技术,只能做一些仆役式的工作,护士被看作仆人。

(二) 现代护士的角色

自19世纪中叶南丁格尔创立科学的护理专业以来,护理学在深度和广度上得到了科学的发展,护士形象也发生了根本的变化。护士作为一个受过正规护理教育、有专业知识和技能的独立实践者,被赋予了多元化的角色。因此,护士必须根据社会对护士的角色期望而塑造自我,逐步完善自身。

1. 照顾者

照顾是护士最基本、最重要的角色。护士的功能是帮助护理对象从事维护健康、恢复健康或安详死亡的护理活动。当护理对象因某种原因不能自行满足其基本需要时,护士应帮助护理对象满足其基本的健康需要,如维持呼吸、供给营养、减轻疼痛、安抚情绪等。

📖 **拓展阅读 4 - 3 照顾者角色的体现**

2. 计划者和决策者

护士运用护理专业的知识和技能,运用护理程序的工作方法,收集护理对象的生理、心理、社会、精神、文化等多层面的健康资料,评估护理对象的健康状况,找出其健康问题,做出护理诊断,制订系统全面的、切实可行的护理计划,并对护理效果进行判断与评价,直到解决护理对象的健康问题。

3. 协调者

护理对象所获得的医疗护理照顾是整体和连续的,需要健康保健系统中的多学科成员密切配合才能完成。护士需联系并协调与有关人员及机构的相互关系,维持一个有效的沟通网,使与卫生保健有关的工作得以互相协助、配合,保证护理对象获得最适宜的整体性医护照顾。例如,护士需与医生联络,讨论有关治疗和护理方案;护士还需与营养师联系,讨论有关膳食的安排等。

4. 保护者和代言人

护理对象在住院前、住院中和出院后会接触许多健康服务者,护士有责任帮助护理对象理解从其他健康服务者那里获得的信息,并维护护理对象的权益不受侵犯或损害,保证护理对象有一个安全的接受诊疗和护理的环境。在护理对象丧失分辨能力或表达自己意图的能力时,护士应对他们的权益加以争取和维护。

5. 教育者

护理事业的延续和发展有赖于德才兼备的护理教育者。护理教育者的角色主要表现在两个方面:一方面,为培养更多的年轻一代的护士,理论知识深厚、实践经验丰富的护士承担教育者角色,参与临床实习生的带教、授课等。另一方面,护士是健康教育的主要实施者,广泛开展健康教育,提高人群的健康知识水平,是护士的基本职责之一。在实际工作中,护士应依据不同的护理对象进行护理指导、健康宣教,不仅要把相关的知识和技术教给护理对象,使护理对象掌握自我护理及家庭护理的知识和方法,还要以日常生活中的预防保健、疾病康复、建立健康的行为、生活方式为重点,帮助人们树立健康意识,养成良好的健康行为和健康的生活方式,降低和清除影响健康的危险因素,提高生活质量。

📖 **拓展阅读 4-4　癫痫专科护士教育者角色**

6. 咨询者

护士既是信息提供者,又是重要的咨询者。护士通过解答护理对象的问题、提供有关信息、给予其情绪支持和健康指导等,澄清护理对象对疾病以及与健康有关问题的疑惑,使护理对象清楚地认识自己的健康状况,并以积极有效的方法去应付和处理问题,从而提高护理对象的健康水平。

7. 管理者

护士需对日常护理工作进行合理的组织、协调与控制。作为护理管理者,要管理人力资源、计划资金和物质资源的使用,制订本科室、本单位的护理发展方向等。作为普通护士,要为护理对象制订护理计划,进行沟通交流,提高工作效率,使护理对象得到优质的护理服务。

8. 研究者

护士须具有科研意识和循证思维,善于在护理实践中发现问题,积极进行护理研究工作,通过研究来解决问题,验证、扩展护理理论和知识,发展护理新技术,指导、改进护理工作,提高护理质量,促进护理专业发展。

当今社会对护士角色的需求越来越多,为满足角色期待,护士必须加强学习,以更好地完成角色功能。护士应将系统学习和临床实践相结合,并不断贯穿于基础护理教育和毕业后护理教育之中。

📖 **拓展阅读 4-5　科研护士的角色功能**

数字课程学习

◎ ○导入案例解析　○教学 PPT　○复习与自测

（董静静）

第五章　护理学相关理论

章前引言

　　护理学是一门综合性的应用科学,也是一门年轻的学科,学科的发展迫切需要建立和完善护理学理论体系。护理学理论是对护理现象、护理活动的本质与规律的总结,是在护理实践中产生并经过护理实践验证的理论认识体系。20世纪初期,一些理论家在借鉴了人文社会科学领域的相关理论后,相继建立了护理学理论或模式。这些理论从不同的侧面促进了现代护理观的形成,如系统理论、需要理论、压力与适应理论、自理理论及相关模式等。这些理论用科学的方法解释护理现象,并与护理专业知识相互渗透,从而丰富和完善了护理专业,为护理实践、教育、管理、科研提供了科学的依据,促进了护理学科的发展。

● 学习目标 ●

　　1. 阐述需要的概念、需要层次的相关内容。

　　2. 阐述压力、压力源的定义、分类和意义。

　　3. 简述护患常见的压力源以及应对措施。

　　4. 列出适应的概念和层次、奥瑞姆的自护理论等内容。

　　5. 陈述罗伊适应模式的主要内容。

　　6. 陈述纽曼系统模式的主要内容。

　　7. 阐述多元文化护理的概念,以及莱宁格多文化护理理论的主要内容。

　　8. 正确运用各种理论指导护理实践。

　　9. 通过学习护理相关的理论,对护理学有较深层次的理解,坚定从事护理事业的决心。

思维导图

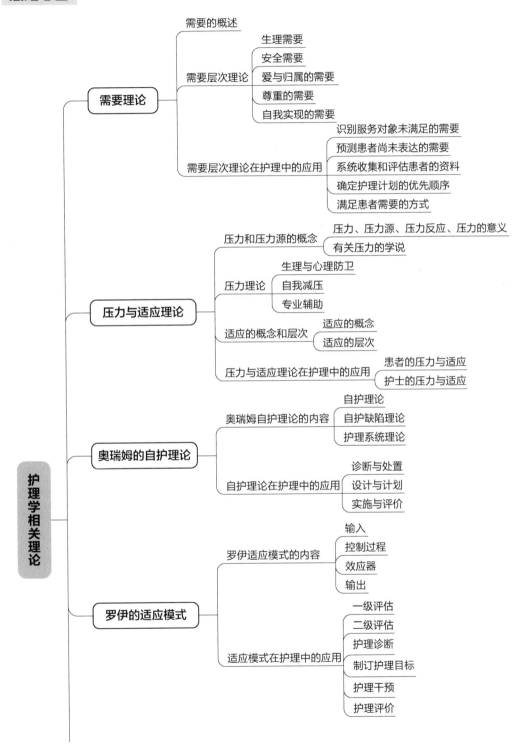

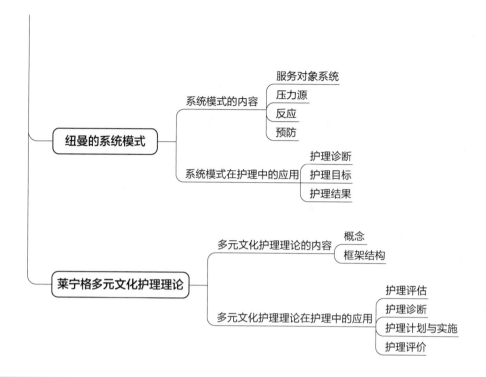

案例导入

　　王某,女,48岁,事业单位职工,有高血压病史10年。近期因为一个重要项目连续紧张工作数日,每日只在工作桌椅上短暂休息,饮食以快餐为主,几乎没有时间和家人、朋友联系。因项目进展不顺利,被年龄小于自己的项目经理批评后,在1小时前突然出现胸闷、胸骨后剧痛,并向左肩背部放射,急诊入院。

　　问题:

　　1. 患者的哪些基本需要未得到满足?

　　2. 这些需要的满足有无先后顺序?

　　3. 满足的方式有哪些?

第一节　需　要　理　论

　　人类为了生存和发展,必须满足一些基本的需要,如食物、休息、睡眠、情爱、交往和追求等。当这些需要得到满足时,人就处于一种相对平衡的健康状态,反之则可能陷入紧张、焦虑、愤怒等情绪中,从而影响个体的生理功能甚至导致疾病。护士只有充分认识人类基本需要的内容及特点,才能帮助人们满足其基本需要,维持机体平衡状态,增进人类健康。

一、需要的概述

（一）需要的概念

需要（needs）又称需求，是个体和社会的客观需求在人脑中的反映。它是人体心理活动与行为的基本动力。需要得到满足是个体维持身心平衡并求得生存、成长与发展的必要条件。人的一切活动都是为了满足需要，若需要停止了，人体的生命也就终结了。

（二）需要的特征

1. 对象性

人的任何需要都是指向一定的对象。对象可以是物质的，也可以是精神的。

2. 发展性

需要是个体发展的必要条件。个体从出生到死亡要经历不同的成长发展阶段，每个阶段都有其不同的优势需要。

3. 无限性

需要在活动中不断地产生和发展，不会因暂时的满足而终止。需要满足后又有新的需要产生。

4. 社会历史制约性

需要的产生及满足受环境条件和社会发展条件的制约。

5. 独特性

人类需要既有共性，也有个性。

（三）影响需要满足的因素

人的需要满足的程度与健康状况密切相关，阻碍人的需要满足的因素如下。

1. 生理病理因素

各种疾病、疲劳、疼痛、损伤、活动受限等。

2. 心理情绪因素

焦虑、恐惧、愤怒、兴奋或抑郁等均可影响人的需要满足。

3. 认知障碍和知识缺乏

个人的认知水平较低时会影响有关信息的接受、理解和应用，缺乏知识和信息会影响人们正确地认识和识别自我需要及选择满足的途径和手段。

4. 个人因素

个人的习惯、信仰、文化背景、价值观和生活经历等都会影响一个人需要的满足。

5. 环境因素

环境陌生、光线和温度不适宜、通风不良、噪声等都会影响需要的满足。

6. 社会因素

缺乏有效的沟通技巧、社交能力差、人际关系紧张等影响爱与归属的需要及自尊需要的满足。

二、需要层次理论

在众多的人类基本需要理论中，最基本且应用最为广泛的是美国心理学家，享有"人本心理学之父"的马斯洛（Abraham Maslow）的需要层次理论。

（一）需要层次理论的内容

马斯洛需要层次理论（Maslow's Hierarchy of Needs）提出人的基本需要按其重要性和发生的先后次序排列成五个层次，并用"金字塔"形状加以描述（见图5-1）。

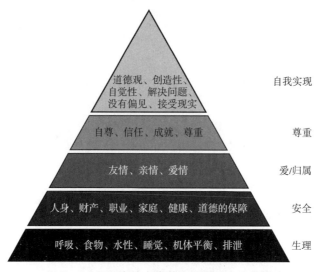

图5-1　马斯洛的人类基本需要层次示意图

1. 生理需要

这是人类维持自身生存的最基本要求，人对空气、水分、食物、排泄、温度、活动、休息和睡眠、避免疼痛、性的需要等。生理需要是人类最基本、最低层次的需要，如果这些需要得不到满足，人类的生存就存在问题。在这个意义上说，生理需要是推动人们行动的最强大的动力。通常情况下，一般成人都能满足自身的生理需要；而老人、幼儿、残疾、患者则不能完全由自己满足这些基本的生理需要，故应重点护理照顾。

2. 安全需要

安全需要是指希望受到保护、免遭威胁，从而获得安全感。安全需要包括生理安全需要与心理安全需要。生理安全需要是指个体需要处于一种生理上的安全状态，防止身体上的伤害。如危重患者住院需要给予床档以防止坠床，视力欠佳者配戴眼镜以矫正视力等。心理安全需要是指个体需要有一种心理上的安全感，避免恐惧、害怕、焦虑等。如良好的人际关系、生活稳定有保障等都可以满足个体的心理安全需要。

3. 爱与归属的需要

爱与归属的需要是指被他人或群体接纳、爱护、关心等的需要，包括得到和给予两个方面。马斯洛认为，在生理、安全的需要得到基本满足后，就会产生爱、被爱及有所归属的需要。一是友爱的需要,即人人都需要伙伴之间、同事之间的关系融洽或保持友谊和忠诚;人人都希望得到爱情,希望爱别人,也渴望接受别人的爱。二是归属的需要,即人都有一种归属于一个群体的感情,希望成为群体中的一员,并相互关心和照顾。否则,个体会产生孤独、自卑和挫折感,甚至绝望。感情上的需要比生理上的需要更为细致,它和一个人的生理特性、经历、教育、宗教信仰都有关系。

4. 尊重的需要

尊重的需要又可分为内部尊重和外部尊重。内部尊重是指一个人希望在各种不同情境中有实力、能胜任、充满信心、能独立自主。总之,内部尊重就是人的自尊。外部尊重是指一个人希望有地位、有威信,受到别人的尊重、信赖和高度评价。马斯洛认为,尊重需要得到满足,能使人对自己充满信心,对社会满腔热情,体验到自己活着的用处和价值。自尊需要的满足可促进个体的身心健康,从而产生更大的动力,追求更高层次的需要。自尊需要如不能得到满足,就会出现自卑、软弱、无能等感受。

5. 自我实现的需要

自我实现的需要是最高层次的需要,它是指实现个人理想、抱负,最大限度地发挥个人的能力,完成与自己的能力相称的一切事情的需要。马斯洛提出,为满足自我实现需要所采取的途径是因人而异的。自我实现的需要是在努力实现自己的潜力,使自己越来越成为自己所期望的人物。

在马斯洛提出人的基本需要理论几年后,理查德·凯利希(Richard Kalish)将这一理论加以完善,在生理和安全需要之间增加一个刺激的需要层次,包括性、活动、探险、操纵和好奇心等刺激的需要。

　拓展阅读5-1　马斯洛需要层次理论的发展

三、需要层次理论在护理中的应用

护理的功能是满足服务对象的需要,所以需要层次理论已被护理工作者广泛应用于护理工作的各个领域。

(一) 识别服务对象未满足的需要

一个人在健康状态下,能识别和满足自己的各类需要;但当健康出现问题时,则不能识别和满足自己在患病状态下的特殊需要。护士应找出服务对象未满足的需要并提供帮助。患者患病时可能未被满足的需要如下。

1. 生理需要

疾病常导致患者各种生理需要无法得到满足,常见为缺氧、呼吸困难、营养失调、排泄失禁、失眠、水电解质紊乱、酸碱平衡失调等,甚至致人死亡。了解患者的生理需要,采取有效的措施予以满足,是护理工作的重点。

2. 刺激的需要

人在患病和住院时,可能对刺激的需要不太明显,但并非完全消失。长期单调的生活不但会引起情绪低落和体力衰竭,智力也会受影响。所以,护士应注意满足患者刺激的需要,美化病区环境,及时做好健康教育,鼓励患者和周围的人保持沟通,安排适当的娱乐。卧床患者需要翻身、适当的肢体活动,以防止皮肤受损和肌肉萎缩。

3. 安全需要

个体在患病期间,由于环境、病情等的变化以及对医疗知识、未来等原因的影响,安全感会明显降低,感到自己的生命受到威胁,前途未卜又无能为力。他们一方面寻求医护人员的保护和帮助,使自己恢复健康;另一方面又对各种治疗和检查怀有质疑,以及对医护人员的不信任、担心经济问题等。因此,护士应采取相应措施避免患者身体的损伤,防止发生各种意外,如避免坠床、保持室内安静、避免噪声、严格执行无菌操作、防止交叉感染、预防各种并发症等。另外,还要帮助患者避免心理威胁,做好入院指导和健康教育,讲解疾病的发展、康复、预防措施和预后等,增强患者的信心和安全感,取得患者对医护人员的信任。

4. 爱与归属的需要

患者在住院期间,由于与亲人的分离和生活方式的变化,常会产生孤独感。因此,患者对爱与归属的需要就会变得更加强烈,希望能够得到亲属、朋友以及周围人的关心、理解和支持。所以护士应该帮助患者建立良好的人际关系,鼓励亲属探视,帮助患者与患者之间的沟通和建立良好的友谊,必要时还可介绍患者参与相关的病友团体以满足这一需要。患者获得归属感后,才能更好地接受护理。

5. 自尊的需要

人患病时,由于能力受限、需要依赖他人照顾、隐私得不到保护、疾病导致形象改变等,会使患者失去自我价值感。因此,护士应特别注意尊重患者,如礼貌地称呼患者,认真听取患者的意见,尊重患者的个人习惯、价值观念及宗教信仰等,协助患者尽可能达到自理;在进行特殊检查、治疗时注意遮盖患者身体的隐私部位,注意保护隐私;指导患者适应疾病带来的形象改变,帮助患者感受自我存在的价值。

6. 自我实现的需要

由于疾病常影响人们各种能力的发挥,特别在能力严重丧失时,如失明、失聪、失语、瘫痪、截肢等会给自我实现造成更大的困难。但疾病也会对某些人的成长起促进作用,还对自我实现有所帮助。护士应鼓励患者表达自己的个性和追求,帮助患者认识自己的能力和条件,让患者做力所能及的事情,战胜疾病,为达到自我实现而努力。

(二)预测患者尚未表达的需要

护士应能预测患者尚未表达的需要,提供更好的服务。如患者入院时,责任护士热情接待,为其详细介绍环境、管床医生与护士,可预防患者因环境不熟悉而引起紧张、焦虑等情绪,满足患者安全的需要。

(三)系统收集和评估患者的资料

需要层次理论可作为护士评估患者资料的理论框架。借助这个理论,护士应该有系统、有条理地收集和整理资料,从而避免资料遗漏。

(四) 确定护理计划的优先顺序

按照需要的层次,识别护理问题的轻重缓急,以便在制订护理计划时排列先后顺序。一般来讲,越是排在前面的需要越重要,越要及早给予满足。

(五) 满足患者需要的方式

无论护士通过哪种方式满足护理对象的需要,最终目的都是希望护理对象能独立地满足自我需要。

1. 直接满足患者的需要

对于完全无法自行满足基本需要的人,护士应直接采取措施满足其需要,改善其生活质量。如昏迷者、瘫痪者、新生儿等,需要护士提供全面的帮助。

2. 协助患者满足需要

对于只能部分自行满足基本需要的人,护士应协助并鼓励患者完成力所能及的自理活动,帮助其发挥最大的潜能,早日康复。如协助卧床患者进食、功能锻炼等。

3. 进行健康教育

对于基本能满足需要,但还存在某些因素影响需要得到满足的人,应通过卫生宣教、科学讲座、健康咨询等多种形式,为其提供卫生保健知识,帮助其增进自理的能力和知识。如对孕产妇进行保健和育儿指导,协助糖尿病患者制订饮食计划等。

第二节　压力与适应理论

◉ 在线课程5-1　压力与压力源

◉ 在线案例5-1　外籍女患者的苦恼

每个人都会面对各种各样的压力,每个人应对压力的方式也不尽相同。如何适当应用压力与适应理论,明确服务对象的压力,采取有效措施减轻其压力反应,提高其适应能力,协助服务对象维持身心平衡,是每一个护理专业人员都需要考虑的问题。学习压力相关的理论和知识,也能应对自身的压力,提高身心适应能力,保持身心健康。

一、压力和压力源

1. 压力

压力(stress)又称为应激或紧张,在不同时期和不同学科中有不同的含义。目前普遍认为:压力是个体对作用于自身的内外环境的刺激,做出认知评价后引起的一系列非特异性的生理和心理紧张反应状态的过程。所谓的非特异性反应,是指一种无选择的、影响全身各系统或部分系统的反应。压力三环节如图5-2所示。

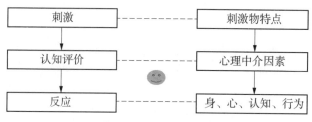

图5-2 压力三环节

2. 压力源

压力源(stressor)是指任何能使个体产生压力反应的内外环境中的刺激。压力源存在于生活中的各个方面,既可以来自个体的内部,也可以来自外部;既可以是躯体性的,也可以是心理性、社会性的。常见的压力源包括以下四类。

(1)躯体性压力源:是指对个体直接产生刺激作用的各种刺激物,包括各种理化因素、生物因素、生理病理因素的刺激。物理因素如温度、光线、噪声、机械性损伤、放射线的刺激、暴力等;化学因素如空气和水的污染、药物不良反应等;生物因素包括细菌、病毒等微生物刺激;生理因素如青春期、月经期、妊娠期、更年期改变以及饥饿、疲劳等;病理因素如外伤、疼痛、缺氧、脱水、电解质紊乱等。

(2)心理性压力源:是指来自大脑中的紧张信息而产生的刺激,如焦虑、恐惧、生气、挫折、不祥预感等,是导致身心疾病的主要压力源。

(3)社会性压力源:日常生活中的各种事件,如丧失亲人、家庭冲突、人际关系紧张、角色改变、工作变换等;灾难性事件如地震、火灾、战争、社会动荡等,这是人类社会中最普遍和广泛的压力源。

(4)文化性压力源:主要源于文化环境的改变,如从一个熟悉的文化环境到另一个陌生的文化环境,由于语言、风俗习惯、生活方式、宗教信仰、社会价值观念的变化而产生的压力。文化性压力源对个体的影响深刻而持久。

3. 压力反应

压力源作用于机体时,机体所出现的一系列非特异性反应称为压力反应(reaction to stress)。压力源可引起人的生理和心理反应。

在压力状态下,每个人的压力反应表现不一,并非所有的压力源对人体均产生同样程度的反应。压力源的大小取决于同一时期内压力源的数量、强度、持续时间、个体的承受能力和以往的经历等。

压力反应大体上可分为以下几类:

(1)生理反应:如心率加快、血压升高、呼吸加快、需氧量增高、肌肉张力增加、胃肠蠕动减慢、括约肌失去控制等。

(2)心理反应:常见的有焦虑、恐惧、愤怒、悲伤、抑郁、敌意、自怜、孤独、依赖、自卑等。

（3）认知反应：轻度压力可使人的注意力集中，分析问题与解决问题的能力增加。但持久、强烈的压力可降低个体的判断与决策能力，导致注意力分散、记忆力下降、思维迟钝等反应。

（4）行为反应：表现为下意识过多地重复某项动作（如吸烟、来回踱步）、语速增加或迟钝、行为紊乱或退化、隐退或回避、频繁出错等。

4. 压力的意义

压力对个体具有积极和消极双重作用。

（1）积极意义：①适度的压力有利于维持人体的适应能力及人体的正常活动；②适度的压力有利于提高人体的适应能力；③适度的压力也能使机体处于应对压力的警觉状态。

（2）消极意义：①压力过大影响个体的社会功能；②突然而强烈的压力可降低机体对外界致病因素的抵抗力，导致躯体或心理疾病；③持久而慢性的压力影响身体健康。压力对人的影响取决于个体的特质、处境、压力的强度及个体的能力。如为了适应工作需要而努力学习，这种压力反过来可以促进个体的成长。

📖 拓展阅读 5-2 压力反应的一般性规律

二、有关压力的学说

有关压力理论，西方学者进行了广泛的研究，建立了重要的压力学说，如席尔的压力学说、霍姆斯与拉赫的生活事件与疾病关系学说、拉扎勒斯的压力与应对模式等。其中席尔的压力学说从生理学观点说明压力，强调了人体神经内分泌系统与压力反应的关系；霍姆斯与拉赫的研究，专注于生活变化对健康与疾病所造成的影响；拉扎勒斯把研究重点放在对压力的认知与评估上。下面主要对席尔的压力学说做进一步说明。

汉斯·席尔（Hans Selye）是加拿大著名的生理心理学家，他从 20 世纪 40 年代开始对压力进行了广泛深入的研究，对全世界的压力研究产生了重要影响，被称为"压力理论之父"。

1. 压力

席尔认为，压力是人体应对环境刺激而产生的非特异性反应。由于人体都有一种倾向，即努力保持体内的平衡状态，当有任何破坏平衡状态的情况发生时，总会设法调整机体去适应改变，以避免平衡状态的破坏。因此，人体面对压力源产生的非特异性反应就是身体对作用于他的压力源进行调整。

2. 压力反应

席尔主要从生理角度描述了人体对压力的反应，他认为压力的生理反应包括一般适应综合征（general adaptation syndrome，GAS）和局部适应综合征（local adaptation syndrome，LAS）。

（1）GAS是指机体面临长期不断的压力而产生的一些共同的症状和体征，如全身不适、体重下降、疲乏、倦怠、疼痛、失眠、胃肠功能紊乱等。

（2）LAS是机体应对局部压力源而产生的身体某一器官或区域内的局部反应，如身体局部炎症出现红、肿、热、痛以及功能障碍。局部反应也是一种维持内环境稳定的适应反应，一般持续时间较短，防御压力的能力有一定的局限性。

3. 压力反应的过程

席尔认为，无论是GAS还是LAS都是按照一定的阶段性进行的，可分为以下三期。

（1）警告期：这是压力源作用于身体的直接反应，以动员身心各种生理防卫功能应对压力源为特点。机体在压力源的作用下，出现一系列以交感神经兴奋为主的改变，表现为激素增加、血糖增高、血压升高、心跳加快、肌肉紧张度增加等。其目的是唤起体内的防御能力以维护内稳定。如果该阶段防御有效，则机体会恢复正常，大多数短期的压力源都会在这个阶段得到解决。如果机体持续地暴露于有害刺激之下，在产生警告反应之后，转入第二个反应阶段。

（2）抵抗期：此期以副交感神经兴奋及人体对压力源的适应为特征。机体的抵抗力在高于正常水平的状态下与压力源相互作用，形成抗衡。抗衡的结果有两种：一是机体成功抵御了压力，激素水平、呼吸、血压、心率等恢复到正常水平，内环境恢复稳定；二是压力强度过大或持续时间过长，人的抵抗能力无法克服，则会进入衰竭期。

（3）衰竭期：由于压力源强度较大，持续时间较长，或出现了新的压力源，使机体的适应性资源被耗尽，故个体已没有能量来抵御压力源，抵抗能力已达到极限，随之崩溃。此时，容易出现各种身心疾病或严重的器官功能障碍，最终导致器官衰竭，患者死亡。

三、压力理论

压力源所造成的影响大小取决于压力的大小和持续时间、人的综合能力、对压力的感知及应对压力的能力和条件等。先天的、后天的以及专业的防卫机制，有助于人们应对压力，避免严重后果。

1. 生理与心理防卫

（1）生理防卫：是指遗传因素、身体的一般状况、营养状态、免疫功能等。例如，完好的皮肤和健全的免疫系统可保护机体免受病毒和细菌的侵袭，而营养不良者即使轻伤也很易引发感染。

（2）心理防卫：是指心理上对压力做出适当反应的能力。它与个体对付压力源的既往经验、智力、教育水平、生活方式、支持系统、经济状况、出现焦虑的倾向等有关。人们常在潜意识里运用一种或多种心理防卫机制。如癌症患者的心理否认期。

2. 自我减压

如果压力反应严重，出现一些身心应激反应，可以采取以下四种方法帮助个体减轻压力反应。

（1）正确对待问题：首先进行自我评估，识别压力的来源，采取相应的办法处理，通常可用提问式进行评估。如是否得到足够的休息和精神上的松弛？是否对工作、学习、家庭诸方面的要求过高？是否出现人际关系紧张？是否在短期内生活发生了很多的变化等？经过评估，找出问题并针对问题采取应对措施。

建议措施：有效管理时间，抓住工作重点，设定明确的目标，采用小步子大目标法，将压力化整为零；学会授权以分解自己的压力。如当一个人工作繁忙，家务负担重时，可安排家庭成员共同分担以减轻压力。总之，正确认识和对待自身及周围事物，对于维持身心健康非常重要。

（2）正确对待情感：人们遭受压力后常出现焦虑、沮丧、生气、恐惧，甚至绝望等情绪，对付这些情感的方法是首先确定和承认正在经历的情感，关注这些情感问题发生的原因及伴随的生理反应，如腹痛、心悸、哭泣、失眠等，然后进行合理的分析、排解，并采用恰当的方法处理好自己的情绪。

建议措施：找朋友倾诉、睡眠、唱歌、大声吼叫宣泄、听音乐、吃美食等。宣泄自身的情感，适当地运用心理防卫机制来调控自己的情绪。

（3）利用支持力量：当个体经受压力时，一个强有力的社会支持系统可以帮助个体缓解压力，渡过困境。社会支持是指来自父母、配偶、子女、朋友和社会各方面的精神上与物质上的关心照顾，支持的形式包括提供信息、给予关心、教育、帮助、鼓励等。

建议措施：如介绍肿瘤患者参加抗癌俱乐部；介绍有心理障碍的人到心理健康中心咨询等，均有助于帮助患者渡过困境。

（4）减少压力的生理影响：良好的身体状况与生活习惯是有效抵抗压力源入侵的基础。反之，身体状况欠佳或生活习惯不良，会使个体对压力源的抵抗能力降低，容易出现严重的压力反应。因此，必须提高人们的保健意识。

建议措施：如改善营养状况，控制吸烟、酗酒等不良行为，练瑜伽、听音乐、阅读、散步等也是帮助人们缓解压力的实用方法。

3. 专业辅助

当个人遇到强烈的压力源刺激，通过以上方法不能减轻压力造成的影响时，容易罹患身心疾病，必须及时寻求专业人员的帮助。这些专业人员可以是心理医生、专业咨询师，也可以是其他医护人员。由他们提供必要的健康咨询和教育以提高个体应对压力的能力，给予针对性的药物治疗、物理治疗或心理治疗等，以利于疾病痊愈。

专业辅助非常重要，可以避免病情加重或演变成慢性疾病，如高血压、溃疡性结肠炎、抑郁症、精神分裂症等。这些疾病又可以成为新的压力源，加重患者的负担，并进一步影响其身心健康。

> 拓展阅读5-3 霍姆斯和拉赫生活变化适应模式

四、适应的概念和层次

适应（adaptation）是生物体以各种方式调整自己以适应环境的一种生存能力及过

程。适应是生命区别有生命机体和无生命物质的一个卓越特征,是一个动态过程,机体维持内稳态,保证自己能应对压力源以及健康生存的基础。若适应成功,会恢复或维持身心平衡;反之,则会导致疾病。而疾病又成为新的压力源,需要进一步适应。

人类对压力的适应过程比其他生物更为复杂,所涉及的范围更广,包括生理、心理、社会文化及技术四个层面的适应。

1. 生理适应

生理适应是指当外界的刺激发生改变,影响人的内稳态时,个体以代偿性的生理变化来应对刺激的过程。通常表现为以下两种形式:

(1)代偿性适应:是指当外界对机体的需求改变或增加时,机体产生的代偿性变化。如在跑步锻炼之初会感到呼吸急促、心跳加快、肌肉酸痛等不适,但坚持锻炼一段时间后,以上感觉会消失。

(2)感觉适应:是指人体对某种固定情况的连续刺激而引起的感觉强度的减弱。如中国的一句古谚语:"入芝兰之室,久而不闻其香;入鲍鱼之肆,久而不闻其臭。"说明持续接触某一种气味,嗅觉对该种气味的敏感性降低,不久就习惯了这种气味而适应。

2. 心理适应

心理适应是指当人们经受精神压力时,通过调整自己的态度去认识压力源,缓解压力,以恢复心理平衡的过程。一般可通过学习新的行为(如松弛术)或运用心理防卫机制来适应。心理防卫机制是指人们在面对压力源时,采取自我保护的心理策略,以减轻焦虑、紧张和痛苦,如否认、投射、转移、反向作用、补偿、合理化、升华等。

3. 社会文化适应

(1)社会适应:是指通过调节个体的行为举止,以适应社会的法规、习俗及道德观念的要求,应对各种团体和家庭的压力。如刚参加工作的护士,除掌握护理知识和技能外,还必须熟悉并适应医院的各项规章制度,以便更好地适应护理工作。

(2)文化适应:是指通过调节自己的行为,使之符合某一特殊文化环境的要求。如入乡随俗就是社会文化的适应。护理不同国籍、不同民族的患者时,应注意尊重其本国文化和民族习俗。

4. 技术适应

技术适应是指人们利用掌握的各种技术来改变或控制周围环境中的许多压力源。但不幸的是,现代科技在帮助人类的同时又造成了不少新的压力源,如沙尘暴、水和空气污染等,这些又需要人们不断地研究和进一步适应。因此,技术适应是人类对现代科技所造成的新的压力源的适应。

适应的四个层次相互联系、相互重叠、相互影响,共同保证人类应对压力。

五、压力与适应理论在护理中的应用

压力理论揭示了压力与疾病的关系,压力可能成为众多疾病的原因或诱因,而疾病又会对机体构成新的压力源。这种关系为护理人员的相关护理行为提供了有力的理论依据。

由于护理工作的特殊性,抢救任务多、工作量大、工作环境不良、人际关系复杂,高强度的工作压力使护士产生工作疲惫感,从而影响护士的身心健康,使护理质量下降。因此,护士应灵活运用压力与适应理论,在做好患者压力管理的同时,也要做好自身的压力管理,以缓解或消除患者的压力及自己的工作压力,避免发生工作疲溃,提高患者及自身的适应能力,不断提高护理服务质量。

(一) 患者的压力与适应

1. 患者常见的压力源

(1) 环境陌生:住院患者对病室环境不熟悉,对负责自己的医生和护士不了解,对医院的饮食不习惯,对医院的作息制度不适应等。

(2) 疾病威胁:疾病本身及诊断、治疗、护理的方法可能给患者带来的损害等。如即将进行的手术可能致残或影响身体的功能、形象等。

(3) 与外界隔离:患者与家人、亲友分离,与外界的联系中断,与患者、医护人员之间缺乏沟通等。

(4) 缺少信息:患者对自己所患疾病的严重程度、诊疗方案及护理措施等不了解,对医务人员所说的医学术语不理解,对手术和药物疗效心存疑虑等。

(5) 丧失自尊:患者因患病而失去自我照顾的能力,由他人帮助进食、如厕、洗澡、穿衣或必须卧床休息,而不能按照自己的意志行事时,会感到难以忍受;患者因伤残、自我形象改变而变得自卑等。

(6) 不被重视:医护人员不良情绪或不妥行为,没能及时协助患者满足基本需要,忽视与患者及其家属的沟通等,使患者感到不被重视。

2. 协助患者适应压力的措施

(1) 协助患者找出压力源:护士应协助患者正确评估压力的程度、持续时间、过去承受压力的经验及可以得到的社会支持。

(2) 协助患者适应医院环境:护士应为患者创造一个整洁、安静、舒适、安全的病室环境。如对待新入院患者应主动热情接待,介绍医院的环境、有关规章制度及负责的医生、护士,使患者尽快适应住院生活,消除因陌生和孤独带来的心理压力。

(3) 协助患者适应患者角色:护士对患者要表示接纳、尊重、关心和爱护,主动了解不同病情、来自不同生活背景患者的心理、生理感受,给予恰当的心理疏导;及时向患者提供有关疾病诊疗、护理、预后等方面的知识,鼓励患者积极参与和配合治疗、护理活动;对恢复期患者,要避免患者角色行为强化,启发其对生活和工作的兴趣,逐渐适应自立的需要。

(4) 协助患者保持良好的自我形象:住院后,患者的穿着、饮食、活动都要受到医院的限制,常常会感到失去自我;同时,由于疾病致自理能力降低,又会使患者感到自卑。护士应尊重患者,协助患者保持整洁的外表,改善患者的自我形象,适当照顾患者原来的生活习惯和爱好,使之获得自尊和自信。

(5)协助患者建立良好的人际关系:护士应鼓励患者与医护人员、同室病友融洽相处,帮助其有效应用社会支持系统;鼓励患者参加各种社会活动,使患者感受到周围人对他的关怀和爱护,促进其身心健康的恢复。

(二)护士的压力与适应

1. 护士常见的压力源

(1)工作环境复杂:医疗系统既是一个集医学、生物学、社会学和心理学于一体的复杂体系,也是一个充满焦虑、变化和沟通复杂的场所;与此同时护士还需面对许多有害因素,如细菌和病毒、核放射的威胁,以及令人不愉快的气味等。

(2)工作性质紧迫:护士工作具有复杂性和紧迫性,如急症抢救、生离死别、各种疾病的威胁及新技术的开展等。临床患者病情千差万别、变化多端,不确定因素多,护士必须及时观察患者的病情,灵活应对,并迅速做出反应。

(3)工作负荷沉重:由于人们对医疗卫生服务的需求日益增长,护士数量普遍不足,工作负荷(包括脑力和体力两个方面)沉重,加上频繁倒班,尤其是夜班搅乱了人的正常生理节律,对护士的生理及心理功能、家庭生活和社交活动产生了不良影响。

(4)人际关系复杂:护理工作中最主要的人际关系是护患关系及医护关系。医院是一个复杂多变的环境,护士面对的是饱受疾病折磨,心理状态、文化层次不同的患者。同时,护士还必须应对患者的愤怒、恐惧和悲伤等情绪变化,而职业角色要求护士必须全身心地投入,才能维持良好的护患关系,这必将增加护士的工作压力。医护关系也是护士的主要压力源之一,医护社会地位的差异使护士怀疑自身的价值及能力,同时医护协调上的矛盾及冲突,也会使护士产生压力。

(5)工作性质高风险:医院环境中有许多职业损伤因素,如长期接触化学药物、锐器伤、细菌和病毒的侵袭等,使护士在客观上面临感染等职业性损伤。担心差错事故也是护士工作中的压力源之一,因为护士的职责和任务是帮助患者恢复健康。如果护士在工作中出现差错事故,不仅会威胁到患者的身心健康,护士也必须为此承担相应的责任,这种风险性给护士带来很大的心理压力。

2. 护士工作压力的应对策略

要有效应对护士的工作压力,应从个人应对和组织部门的支持双方面考虑,只有这样才能更好地减轻护士的工作压力,预防和缓解护士的工作疲溃感。

1)组织部门领导的大力支持

各级主管领导应充分意识到护士的工作压力对护理工作的不利影响,积极采取措施以减轻护士的工作压力。例如:科学合理地配置护士编制,避免因人力紧缺导致护士产生工作疲溃感;通过各种正面的舆论宣传,树立护士队伍中的先进典型,推动全社会尊重护士的良好风尚,提高护士的社会地位;改善护士的工资及福利待遇;加强护士新知识、新技术培训,提供更多继续深造的机会,加大对护理科研的投入力度;资源整合,合理排班以提高工作效率;开展减压训练,增强应对策略,必要时开展护士心理咨询;营造良好的人际氛围及轻松的工作环境等。

2)护士自身有效的应对

(1)正确评估和评价压力:评估自身有无产生压力反应,必要时采用工作压力源量表及生活事件量表进行自我评估,及时提醒自己分析压力源的性质及压力强度等。树立正确的职业价值观,充分了解自我,建立现实的期望和目标。正确认识压力的优、缺点,面临压力时自觉控制和调节自己的情绪。

(2)提前做好缓解压力的计划:许多引起压力的事件是难以预料的,但对那些能事先估计到的情况可以及早采取缓解措施。如想方设法处理好自己的工作、家庭生活与学习深造的关系,尽量一个时期只有一个重点,充实专业知识及技能,参加继续教育以提高自身的竞争能力等。

(3)减轻压力的刺激:保持乐观的生活态度,灵活处事、宽以待人,建立良好的人际关系;学会科学管理时间,劳逸结合。

(4)不断提高自身的应对能力:可进行反思性学习,善于总结自身有效的压力应对技巧,定期采用适宜的自我调节方法及寻求支持系统来减少压力对健康的损害,如学会幽默、微笑、沉思默想、参加有趣的活动、听音乐、参加各类社团活动等;不断充实自己,参加继续教育,提高护理专业水准和职业能力;同时,护士应经常提出并回答这样的问题:"我怎样才能关照好自己,以便能更好地照顾好患者"。只有这样,才能确保为患者提供高质量的护理服务。

第三节　奥瑞姆的自护理论

🔵 在线案例 5-2 "感冒"后自行服药

自护理论(the theory of self-care)由美国当代著名护理理论学家罗西娅·奥瑞姆(Dorothea Elizabeth Orem)于 1959 年提出,并在以后的护理工作中得到完善和发展,在护理教育、护理实践、护理管理和护理研究中得到了广泛的应用。

一、自护理论的内容

奥瑞姆自护理论主要由三部分组成,即自理理论、自理缺陷理论和护理系统理论。该理论着重阐述了三个方面的问题:什么是自理、何时需要护理、提供哪种护理。

1. 自理理论

在自理理论中,奥瑞姆重点说明了什么是自理,人有哪些自理能力,哪些因素会影响个体的自理能力。其中有自护、自护能力、治疗性自理需要三个主要概念。

1）自护

自护是指自我护理或自我照顾,是个体为了维持生命、确保自身结构完整和功能正常,增加健康与幸福而采取的一系列自发的调节行为和自我照顾活动。自理是一种通过学习而获得的连续的、有意识的行为。正常成年人都能进行自理活动,其能力从日常生活中得到发展。但儿童、残疾人、老年人等由于自理活动受限,则需要他人如父母、监护人或照顾人的照顾。

2）自护能力

自护能力是指人们进行自理活动或自我照顾的全部能力。自护能力是一个趋于成熟或已成熟人的一种综合能力,受年龄、发展水平、生活经历、文化背景、健康状况及可得到的条件等因素的影响。

3）治疗性自理需要

治疗性自理需要是指在某一个时期内,个体所面临的所有自理需要的总和,包括一般的自理需要、发展的自理需要和健康不佳时的自理需要。

（1）一般性的自理需要:是人在生命周期的各个发展阶段都会出现的、与维持人的结构和功能完整性有关的需要。包括摄入足够的空气、水及食物;维持良好的排泄功能;保持活动与休息的平衡;保持独处与社交的平衡;避免对人的生活、功能及健康有害因素的刺激;促进及提高人类整体的功能与发展的需要等。

（2）发展性的自理需要:是指在生命发展过程的各阶段所产生的,与发展阶段相适应的特殊的自理需要,或成长发展过程中遇到不利的情况或事件时出现的需要。如特殊生理阶段（孕期、婴儿期、青春期、更年期）的自理需要,失去至亲的调整,对新工作的适应等。

（3）健康不佳时的自理需要:是指个体遭受疾病、损伤、残疾或特殊病理变化下,或在疾病诊断、治疗过程中产生的自理需要。包括寻求健康服务,了解病变及预后,配合诊疗和护理,学习相应的护理技能,树立自我概念及自我形象等。如糖尿病患者学会如何自测血糖、尿糖,残疾人学会如何使用轮椅等。

2. 自理缺陷理论

自理缺陷理论是奥瑞姆自护理论的核心,重点阐述了个体什么时候需要护理。当个体的自理能力不足以满足其治疗性自理需要时,就出现了自理缺陷,此时就需要护理的介入。自理缺陷的个体是护理的重点对象（见图5-3）。对于婴幼儿、儿童、老人或其他依赖他人照顾的个体,当其照顾人的照顾力量低于依赖性照顾需要时,就需要护士的帮助了。

3. 护理系统理论

护理系统理论重点阐述了如何满足服务对象的自理需要,并指出护士应根据服务对象的自理需要和自理能力而采取不同的护理系统,即完全补偿护理系统、部分补偿护理系统和支持-教育护理系统。各护理系统的适应范围及护士与服务对象在各系统中所承担的职责如表5-1所示。

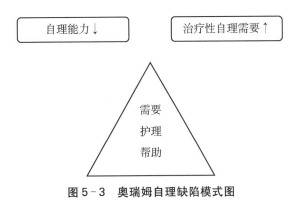

图 5-3 奥瑞姆自理缺陷模式图

表 5-1 奥瑞姆的护理系统理论

患者的自理能力	自理需要的满足		护理系统名称
	患者	护士	
完全没有能力参与自理活动	什么都做不了	"替他做"	全补偿护理系统
部分自理能力	完成部分自理活动	"替他做""帮他做"	部分补偿护理系统
有能力完成全部自理活动	完成全部自理活动	"教他做""支持他"	支持-教育护理系统

（1）完全补偿护理系统："替他做"，是指患者完全没有自理能力完成自理活动，需要护士给予全面的护理帮助。此系统可应用于以下患者：①患者在神志、体力上均没有能力进行自理，如昏迷患者、麻醉未清醒患者。②患者神志清楚，但体力无法满足自理需要，如高位截瘫、严重的卒中患者。③严重的精神障碍患者，无法对自己的自理需要做出正确的判断和决定，如严重的精神分裂症、老年痴呆症晚期患者。

（2）部分补偿护理系统："帮他做"，是指患者有部分自理能力，自己采取一些护理活动，但在满足患者自理需要的过程中，需要护士提供护理照顾，两者都起作用。在此系统中，患者的责任是调整自理能力，满足部分自己的自理需要，同时接受护士的帮助；护士的责任是根据患者的需要给予帮助。适用于能完成部分自理的患者，如手术后麻醉清醒的患者，患者能够自己在床上吃饭、穿衣，但需要护士帮他换药，教会其咳嗽时保护伤口的方法等。

（3）支持-教育护理系统："指导他做"，是指患者有能力完成全部自理活动，但其中某些自理活动需要通过学习才能完成，在护士的指导和协助下才能完成。在这个系统中，护士的职责是教育、支持患者进行正确的自我照护。护士的活动包括提供教育、支持和指导，促进和提高患者的自理能力，克服自理缺陷；患者则需要在护士协助下学习相关知识和技能、做出决策和控制行为。如护士指导糖尿病患者如何控制饮食、监测血糖等，指导截肢患者如何使用义肢等。

奥瑞姆强调护理系统是一个动态的行为系统,必须根据患者的自理能力和治疗性自理需要来设定,与人际关系和社会发展状况相适应。不同的患者或者同一患者处于疾病的不同阶段,需要提供的护理系统可能不同。如对于一个住院手术的患者,在术前准备期间可选择部分补偿护理系统,在全麻手术期间和术后全麻未清醒前,要选择完全补偿护理系统,麻醉清醒后又可选择部分补偿护理系统,出院前可选择支持-教育护理系统。

二、自护理论与现代护理理念的四个基本概念

1. 人

奥瑞姆认为人是一个具有生理、心理、社会及不同自理能力的整体,人具有不断学习和发展的潜力。人的自理能力并非先天的,而是通过后天学习行为达到的。

2. 健康

奥瑞姆认为良好的生理、心理、人际关系和社会适应是人体健康不可分割的部分,健康是一种最大限度的自理。自理对维持健康是必需的,当人不能自理时,疾病便会出现。

3. 环境

奥瑞姆认为环境是存在人的周围并影响人的自理能力的各种因素。人与环境组成一个系统,人会利用不同的技巧去控制或改变环境,以满足自己的需要或适应环境。

4. 护理

奥瑞姆认为护理是预防自理缺陷发生、发展并为有自理缺陷者提供护理的活动。护理是一种服务,是一种助人的方式。护理活动是以自理活动这一观念为基础的,随着个体健康状况的恢复或当个体已学会如何进行自理时,个体对护理的需要也就逐渐减少或消失。

三、自护理论在护理中的应用

奥瑞姆自护理论具有很强的实用性,是目前护理领域应用最为广泛的护理理论。奥瑞姆将自理理论与护理程序有机地结合起来,在此护理系统中为个体制订计划,实施护理计划并对其结果进行评价。其工作方法分为以下三步。

(一) 诊断与处置

相当于护理程序中的评估和诊断两个步骤,护士通过收集资料评估患者有哪些自理需要,自理能力如何,评估患者存在的自理缺陷及引起自理缺陷的原因,从而决定患者是否需要护理帮助或需要哪方面的护理帮助。

(二) 设计及计划

相当于护理程序中的计划阶段。在此阶段,护士要根据服务对象的自理能力和治疗性自理需要设定护理系统,即从完全补偿护理系统、部分补偿护理系统或支持-教育

护理系统中选择适合个体目前情况的护理系统,设计相应的护理方案,制订具体的护理措施,以满足患者的自理需要,达到促进健康,增进自理的目的。

(三) 实施与评价

相当于护理程序的实施及评价部分。此阶段要求护士根据选择的护理系统和制订的护理计划,对服务对象实施护理,评价护理结果,并根据患者的实际情况不断调整护理系统,修改护理方案,提高患者的自理能力。

> 📖 拓展阅读 5-4　奥瑞姆自护理论的形成与发展

第四节　罗伊的适应模式

> ▶ 在线案例 5-3　冠心病患者吵架后

适应模式由美国当代著名护理理论学家卡利斯塔·罗伊(Sister Callista Roy, 1939—　)于 1964 年在她的硕士毕业论文中提出,1970 年正式发表在《护理瞭望》杂志上,受到护理界的广泛关注。1976 年,她出版了专著《护理学导论——一种适应模式》,随后在其多本著作中不断对该模式进行发展和完善。

> 📖 拓展阅读 5-5　罗伊的主要著作

一、适应模式的内容

适应模式(adaptation mode)以适应为核心,主张人是一个包含生物、心理、社会属性的整体性适应系统,人的生命活动就是对内、外环境的各种刺激不断适应、调整的过程。该系统在结构上可分为五个连续的部分:输入、控制过程、效应器、输出和反馈,其中输入部分由刺激和适应水平组成;控制过程即为应对机制,罗伊设计了两种:生理调节器和认知调节器;这两大应对机制共同作用于效应器上,形成四种适应方式,即生理功能、自我概念、角色功能、相互依赖;系统的输出部分是人对刺激进行调节和控制后最终产生的行为,分为适应性反应和无效性反应;这两种反应又可作为新的刺激反馈到适应系统中。适应模式的基本结构如图 5-4 所示。

(一) 输入

1. 刺激

刺激(stimuli)是指来自外界环境或人体内部的,可以激发个体产生行为反应的任何信息、物质或能量单位。罗伊将其分为主要刺激、相关刺激和固有刺激三类:

(1) 主要刺激(focal stimuli):是指人当即面临的,引起人行为变化的最主要、最直接的刺激,往往需要立即给予解决。如一外科手术患者,术后初期的伤口疼痛是其面临的主要问题,也是主要刺激。但主要刺激也是处于不断的动态变化中的,如手术后三四

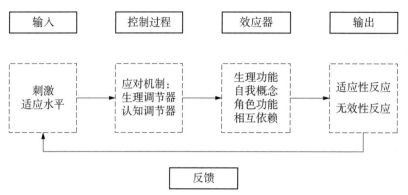

图 5 - 4　罗伊适应模式的基本结构示意图

天的患者,随着疼痛程度的减轻和其他问题的出现,疼痛已不成为患者关注的焦点,也就不再是主要刺激。

(2)相关刺激(contextual stimuli):是指除主要刺激外,对人的行为变化有影响的其他刺激,即诱因性刺激,这些刺激都是可以观察到的、可测量的或由本人主动述说的。如一名心绞痛患者,心肌缺血引起的疼痛是其主要刺激,过度活动、高温环境则是诱发疼痛加重的相关刺激。

(3)固有刺激(residual stimuli):是指个体原有的、构成本人特征的刺激,这些刺激是否对人当前行为变化产生影响尚未得到证实,而且这些刺激是不易被观察或测量的。如一名心绞痛患者,主要刺激是心肌缺血,相关刺激包括气温的变化、饮酒、情绪变化等,固有刺激可能有吸烟史、家族遗传史、本人的职业等。

2. 适应水平

个体对内、外环境的刺激能够承受,并应对的范围和强度构成个体的适应水平(adaptive level)。如果全部刺激都作用在人的适应水平范围之内,则人可以适应;反之,则人不能适应刺激(见图 5 - 5)。适应水平受到个体身心发展变化和应对机制的影响,是因人而异的,同一个体在不同的发展阶段,其适应水平也处于动态变化中。

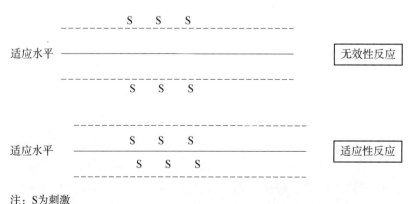

注:S为刺激

图 5 - 5　适应水平与适应范围示意图

（二）控制过程

罗伊认为应对机制（coping mechanism）构成适应系统的内部控制过程，个体的应对机制有两类：生理调节器和认知调节器。生理调节器（regulator）是人先天所具备的应对机制，通过神经-化学-内分泌途径调节和控制个体对刺激的自主性反应；认知调节器（cognator）是人后天习得的应对机制，通过大脑的高级功能，包括感觉、加工、学习、判断和情感等调节和管理个体对刺激的认知情感反应。如一名呼吸道感染的患者，机体会出现白细胞计数升高、体温升高以对抗病原体的入侵，这是生理调节，是先天所具有的应对机制；同时个体可能会主动去看医生并按医嘱服药，这是认知调节，是后天习得的应对机制。

（三）效应器

罗伊认为个体对刺激通过生理调节和认知调节后共同作用于效应器（effector）上，形成四种适应方式。

（1）生理功能：是指人在生理方面对刺激做出的适应性反应，涉及氧气、营养、排泄、活动及休息、防御、感觉、水电解质平衡、神经功能和内分泌功能九个方面。生理功能适应的目的是维持人生理功能的完整。

（2）自我概念：是指人在某一特定时间对自己的感觉、评价和信念，是个体通过经验、反省和外界评价，逐步加深对自身了解的过程，由躯体自我（即个体对自身身体的感觉和评价）和人格自我（即个体对自我的理想、能力、伦理道德等方面的感知和评价）两部分组成。自我概念适应的目的是维持人心理功能的完整。

（3）角色功能：是指个体在社会上承担并履行的各类角色情况，是个体在特定场合的义务、权利和行为准则。罗伊认为包含主要角色、次要角色及临时角色三类，主要角色与个人年龄、性别有关，是个体行为方式的决定因素，如妇女角色、老人角色；次要角色与个人能力或血缘及社会关系有关，是个体社会功能的体现，如母亲角色；临时角色是个体为完成某些短暂任务而临时承担的角色，如患者角色。角色功能适应的目的是维持人社会功能的完整。

（4）相互依赖：是指个人与其重要关系者及社会支持系统间的相互关系，如爱、尊重等。适应的目的也是维持人社会功能的完整。

（四）输出

系统的输出是人对内、外环境中的刺激进行调节和控制后最终产生的行为，分为适应性反应和无效性反应两种。适应性反应（adaptive response）表明人能适应刺激，有利于维持人的完整统一，保持个体的健康状态；无效性反应（ineffective response）则表明人不能适应刺激，自我完整统一受到破坏，容易导致疾病。

二、罗伊适应模式与现代护理理念的四个基本概念

1. 人

罗伊认为，人可指个人，也可指家庭、群体、社区或社会，每一单位都是一套适应系

统。同时,罗伊认为人是一个包含生物、心理、社会属性的整体性适应系统,其整体功能大于各部分功能的总和。此外,人也是一个开放系统,不断地与外界环境进行物质、信息和能量的交换。在人和环境的持续互动中,人必须不断地适应并保持完整。

2. 健康

罗伊认为,成为一个完整而全面的人的状态或过程就是健康,表现为人对刺激的持续适应。若人能适应,即输出适应性反应,健康状态得以维持,若人不能适应,即输出无效性反应,人的完整统一受到损伤,容易导致疾病。

3. 环境

个体内、外部的所有刺激构成环境的主要成分,包括主要刺激、相关刺激、固有刺激。这些刺激对个体的影响可以是消极的,也可以是积极的。

4. 护理

护理是通过采取措施帮助人控制或适应刺激,以达到良好的适应状态的科学。护理的目标就是促进适应性反应,减少或消除无效性反应。为此护士可通过采取措施控制各种刺激,使其全部作用于人的适应水平范围内,同时也可扩展人的适应水平范围,增强个体对刺激的耐受能力,促进适应性反应的发生。

三、适应模式在护理中的应用

罗伊把适应模式与一般护理程序相结合,将临床护理工作分为六个步骤:一级评估、二级评估、护理诊断、制订护理目标、干预和评价。

(一)一级评估

一级评估也称行为评估。护士采用观察、交谈、检查等方式,收集与护理对象生理功能、自我概念、角色功能和相互依赖四种适应方式有关的行为资料,通过行为评估明确其无效行为。

　拓展阅读5-6　一级评估的内容和范围

(二)二级评估

二级评估也称刺激评估。在这一阶段护士要根据一级评估的结果对可能引发无效行为的内、外环境中的刺激进行全面评估,并识别主要刺激、相关刺激和固有刺激。如对乳腺癌术后居家照护的患者,其在自我概念方面的无效行为是自我形象紊乱,主要刺激为手术和化疗导致的身体形象改变,相关及固有刺激为年龄、文化程度等因素。

(三)护理诊断

护士通过一级和二级评估,可明确患者出现的无效行为及刺激来源,进而发现护理问题,提出护理诊断。但要注意护理诊断的优先次序,对生命威胁最大的,需要首先予以解决。

(四)制订护理目标

护理目标的制订应尊重患者的意愿,且应是可测量、可观察和可达到的。

（五）护理干预

护理干预主要为护理措施的制订和落实。罗伊认为护理干预一方面可从改变或控制刺激入手，包括消除刺激、增强刺激、减弱刺激或改变刺激，以促进适应性反应，但具体采用哪种，应视护理对象具体情况而定；另一方面可着重提高人的适应水平，扩大适应范围，使个体耐受更大范围的刺激。

（六）护理评价

护理评价是明确干预措施是否有效以及制订改进措施的重要步骤。评价时，应将干预后患者行为改变的结果与预期目标进行比较，如果预期目标没有达到，应及时寻找原因，并对现有计划进行修订和调整。

罗伊的适应模式目前已发展成结构完整、内容充实的护理理论模式，在临床护理、护理教育、护理研究中广泛应用。但需注意的是该模式更多强调了对患者现存的无效反应进行护理，忽视了对潜在无效反应的预防和对健康的促进作用；同时在进行护理评估时，有些刺激是重叠的且可以产生多种无效性反应，实际应用时需仔细考虑。

第五节　纽曼的系统模式

▶ 在线课程 5-2　纽曼系统模式

▶ 在线案例 5-4　白领住院护理策略

系统模式由美国杰出的护理理论家、精神卫生护理领域的开拓者贝蒂·纽曼（Betty Neuman，1924—　）于 1970 年最早提出，并于 1972 年公开发表在《护理研究》杂志上。1982 年纽曼出版了理论专著《纽曼的系统模式：在护理教育和护理实践中的应用》，之后分别在 1989、1995、2003 年和 2011 年四次更新版本，对该模式进行了修订和完善。

一、系统模式的内容

纽曼的系统模式（Neuman Systems Model，NSM）以开放系统为基础进行构建，用整体人的方式探讨人和环境的相互联系，重点阐述了四个方面的内容：服务对象系统（或个体系统）、压力源、个体面对压力源的反应、压力源的预防。纽曼的系统模式如图 5-6 所示。

1. 服务对象系统

纽曼认为人是一个与外界环境持续互动的、整体的、多维的开放系统，称为服务对象系统（client system）或个体系统。该系统由五个变量（生理、心理、社会文化、发展和精神）组成，这些变量影响着个体的健康或疾病状态。个体系统在应对压力源刺激时的稳定水平由基本结构、抵抗线、正常防御线、弹性防御线和五个变量间相互协调决定。

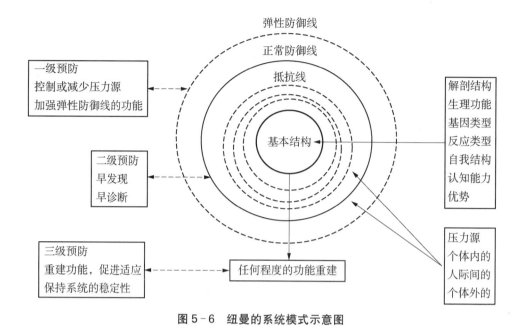

一级预防
控制或减少压力源
加强弹性防御线的功能

二级预防
早发现
早诊断

三级预防
重建功能，促进适应
保持系统的稳定性

弹性防御线
正常防御线
抵抗线
基本结构

任何程度的功能重建

解剖结构
生理功能
基因类型
反应类型
自我结构
认知能力
优势

压力源
个体内的
人际间的
个体外的

图5-6　纽曼的系统模式示意图

在结构上可用一个核心和围绕着核心的一系列同心圆表示。

（1）个体系统的五个变量：生理变量、心理变量、社会文化变量、发展变量和精神变量。生理变量是指机体的结构和功能；心理变量是指个体的心理过程和内、外环境的影响；社会文化变量是指个体的社会和文化功能及相互作用；发展变量是指个体生命的成长和发展过程；精神变量是指个体的精神信仰和信念。这五个变量间的相互关系决定了个体系统对压力源所产生的反应或可能产生的反应的性质和程度。

（2）基本结构（basic structure）：位于同心圆的核心部分，又称能量源，是个体所需的生存因素和其先天的内外部特征的综合，由生物体共有的生存基本因素组成，如解剖结构、生理功能、基因类型、反应类型、自我结构、认知能力、体内各亚系统的优势和劣势等。基本结构受到五个变量的影响，一旦遭受破坏，则直接威胁个体的健康。

（3）弹性防御线（flexible line of defense）：最外围的虚线圈，是个体系统的第一道防线，具有动态性，能在短时间内发生急剧的变化，充当个体系统的保护性缓冲系统。起到抵抗外界压力源的持续入侵，保护正常防御线的作用。一般来说，弹性防御线距正常防御线越远，弹性防线越宽，其缓冲、保护作用越强。弹性防御线受到个体的生长发育、身心状况、认知技能、社会文化、精神信仰等影响，失眠、营养不良、生活欠规律、身心压力过大等，都可能削弱其防御功能。

（4）正常防御线（normal line of defense）：抵抗线外围和弹性防御线之间的一层实线圈，是个体系统的第二道防线，是个体在生长发育及与环境互动的过程中对环境中的压力源不断调整、应对和适应的结果，起到抵抗各种刺激、维持个体系统处于健康、稳定状态的作用。一旦受到侵犯，便会出现系统的稳定性下降，健康状况下降。正常防御线的强弱与个体在五个变量中对压力源的适应与调节程度有关。同弹性防御线相似，正常防御线也是一个动态的圆圈，可伸可缩，只是变化速度要缓慢很多。

（5）抵抗线（lines of resistance）：紧贴基本结构外的若干层虚线圈，是个体系统的第三道防线，由支持基本结构和正常防御线的一系列已知和未知因素构成，如白细胞、免疫功能、遗传特征及其他生理机制等，起到保护基本结构及修复正常防御线的作用。若功能失效，直接导致能量源遭受破坏，个体出现能量耗竭，甚至死亡。抵抗线的强弱受到个人的体征、生长发育的阶段特征及遗传特征等因素的影响。

在三条防线中，弹性防御线保护正常防御线，抵抗线保护基本结构。当个体面对压力源入侵时，首先被激活的是弹性防御线，若应对无效，正常防御线受到侵犯，个体开始出现压力反应，此时抵抗线被无意识激活；若抵抗有效，个体恢复到平常的健康水平，否则能量源遭受破坏，个体出现患病甚至死亡。

2. 压力源

纽曼认为人在与环境互动的过程中，会不断受到来自个体内、个体外、人际间压力源的影响。

（1）个体内压力源（intrapersonal stressor）：来源于个体内部、与个体内环境直接有关的压力，如患病、愤怒、悲伤、自我形象紊乱、疼痛、失眠、缺氧等。

（2）人际间压力源（interpersonal stressor）：来源于两个及以上个体间互动产生的压力，如家庭关系危机、同事关系冲突、护患关系紧张等。

（3）个体外压力源（entra-personal stressor）：来源于个体系统外，距离比人际间压力更远的压力，如经济状况窘迫、环境改变、社会医疗保健体系的变革等。

3. 反应

纽曼认同"压力学之父"汉斯·席尔（Hans Selye，1907—1982）对压力反应的描述。同时，纽曼在席尔理论的基础上进一步强调压力反应不应仅局限在生理方面，而是生理、心理、社会文化、发展和精神等多方面综合反应的结果，且并非所有的压力反应对机体都是有害的，其结果可以是正性的，也可以是负性的。

4. 预防

面对压力源的入侵，个体会进行相应的防御，纽曼认为护士在帮助护理对象维持个体系统的平衡和稳定中，可根据其对压力源的反应采取三种不同水平的预防措施。

（1）一级预防（primary prevention）：适应于压力源已出现但尚未产生压力反应之前，护士通过控制和改变压力源的方式进行干预。目的是防止压力源侵入到正常防御线，保持个体系统的稳定。采取的措施包括控制或减少与压力源的接触，增强弹性防御线和正常防御线，如进行健康宣教、保护易感人群、疾病的早期检查。

（2）二级预防（secondary prevention）：适应于压力源穿过正常防御线引起相应的症状和体征后，护士在此阶段进行早期的诊断、治疗和护理措施。目的是增强抵抗线，保护基本结构，减轻或消除压力反应的进展，促进个体重新恢复到原先的稳定状态。采取的措施包括应对压力反应的针对性处理措施,如患流行性感冒后服用感冒药、多喝水等。

（3）三级预防(tertiary prevention)：适应于个体系统的基本结构被破坏,经过治疗又重新恢复至稳定状态时,护士通过帮助护理对象恢复和重建功能,减少后遗症所进行的干预。目的是恢复个体系统的稳定,预防复发,以防止当前健康状况进一步恶化。采取的干预措施与一级预防类似,如卒中患者病情好转后,个体通过营养支持、功能锻炼等促进疾病恢复,减少后遗症,预防再次卒中。

二、系统模式与现代护理理念四个基本概念

1. 人

纽曼用个体系统或服务对象系统取代了其他护理理论或模式中采用的"人"的概念,认为个体系统是一个与外界环境持续互动的、整体的、多维的开放系统,主体可以是个人,也可以是一个家庭、群体或社区,该系统是生理、心理、社会文化、发展和精神五个变量组成的复合体,其稳定水平由基本结构、抵抗线、正常防御线、弹性防御线和五个变量间相互协调决定。

2. 健康

纽曼认为个体系统处于最佳稳定和平衡状态就是健康。在此状态下,系统的各个变量和系统整体间的关系平衡且协调。同时,健康也是一个连续变化的动态过程,当个体能量的产生和积累大于消耗时,系统的稳定性增加,健康水平提高;反之,系统的稳定性减弱,健康水平下降,容易诱发疾病或死亡。

3. 环境

环境是围绕个体系统的所有内部和外部因素或影响的总和。人在与环境的互动过程中,会不断地受到来自不同水平压力源的影响,从而对个体系统的稳定和健康产生不同程度的潜在影响。

4. 护理

纽曼认为护理是一门独特的专业,护理的任务和目标就是通过对压力源的准确评估,采取针对性的干预措施,减少或避免影响个体系统稳定和平衡的不利因素。为达到这一目标,纽曼主张将三级预防措施作为护理主要干预手段。

三、系统模式在护理中的应用

系统模式作为一种先进的护理模式,纽曼将其与一般护理程序相结合,创造性地提出以护理诊断、护理目标、护理结果为主的三步式护理程序。

1. 护理诊断

在这一步中,护士首先需要进行护理评估,内容包括个体的基本结构、三层防线的特征;个体内、外及人际间现存和潜在的压力源;个体系统五个变量对压力的反应及相互作用。根据评估的结果,找出护理问题,就其中偏离健康的方面提出护理诊断并按照优先次序排序。

2. 护理目标

护士与护理对象及其家属共同参与护理目标的制订,并进行护理干预及设计预期结果。其中在护理干预措施的制订中,纽曼主张运用三级预防中的一个或几个措施联合来组织护理活动。

3. 护理结果

护士对干预效果进行评价并分析干预的有效性。评价内容包括个体内、个体外及人际间压力源是否有改变;压力源的优先顺序是否有改变;个体的防御功能是否有所增强;压力反应的症状是否有所缓解等。根据评价的结果进一步修订和调整后续的护理活动。

第六节　莱宁格的多元文化护理理论

▶ 在线课程5-3　多元文化护理理论

▶ 在线案例5-5　如何为外籍人士提供护理

多元文化护理又称跨文化护理(transcultural nursing),是指护士根据护理对象不同的文化背景,采取符合其文化需求,能被护理对象接受的护理活动,帮助其恢复健康,积极面对疾病、残疾或死亡。该理论由美国著名护理理论学家玛德莱娜·莱宁格(Madeleine Leininger,1925—2012)提出。莱宁格在20世纪50年代中期开始多元文化护理研究;1978年出版著作《跨文化护理:概念,理论和实践》介绍了多元文化护理理论的核心概念、理论框架等;1991年出版著作《文化关怀的异同性:一个护理理论》,详尽而系统地介绍了多元文化护理理论的主要观点,被誉为多元文化护理学的奠基人。

一、多元文化护理理论的概念

1. 文化

文化(culture)是指不同个体、群体或机构通过学习、共享和传播等途径所形成的生活方式、价值观、信念和信仰、行为标准、个性特征及实践活动的总称。以一定的方式传承,用以指导人们的思维方式、生活决策和行为方式。

2. 关怀

关怀(caring)是指为有明确需求或预期需求的个人或群体提供帮助性、支持性和促进性的行为,从而帮助其满足需要,改善生活方式和更好地面对伤残、死亡的一种现象。莱宁格认为关怀是护理的中心思想,是护理活动的原动力,关怀对人的生存和发展以及应对反复出现的各类生活事件都是必需的。

3. 文化关怀

文化关怀(cultural caring)是指为了维持和促进个体或群体的健康状态,改善生活方式以及更好地面对疾病、残疾和死亡,利用一些符合文化的,能被理解和接受的表达方式,为个体或群体提供与其文化相适应的帮助性、支持性和促进性行为。

4. 文化关怀的差异性与共同性

(1) 文化关怀的差异性(diversity in cultural caring):是指在同一文化内部或不同文化之间、同一群体内部或群体之间、个体之间在关怀的信念、定义、模式、价值观、特征表现和生活方式等方面的差异性,从而衍生出不同关怀的意义、价值、形态和标志。

(2) 文化关怀的共同性(university in cultural caring):是指在同一文化内部或不同文化之间、同一群体内部或群体之间、个体之间在关怀的意义、定势、价值、标志及关怀方式等方面的相似性或共性,是从人们对待健康、处境和生活方式或面对死亡的文化中衍生而来的,是人类共有的自然属性的反映。

5. 一般关怀系统与专业关怀系统

(1) 一般关怀系统(folk care system):是指通过民间传统的、固有的文化关怀知识和技能,为有明确需求或预期需求的个人或群体提供帮助性、支持性和促进性的照顾或服务。

(2) 专业关怀系统(professional care system):是指经过规范化学习(如大学、学院教育机构或医疗卫生机构)的专业人员,为有明确需求或预期需求的个人或群体提供帮助性、支持性和促进性的专业照顾或治疗服务。

6. 护理关怀决策和实施的三种方式

(1) 文化关怀保持:对当前文化适应良好的护理对象,运用帮助性、支持性和促进性的专业文化行为或决策,帮助其保存或维持有益的关怀价值观,促进恢复健康或面对死亡。

(2) 文化关怀调适:对当前文化不适应或产生文化休克的护理对象,运用帮助性、支持性、促进性的专业文化行为和决策,帮助其调整、适应,以达到良好的健康状态或面对死亡。

(3) 文化关怀重建:对当前文化排斥的护理对象,运用帮助性、支持性、促进性的专业行为和决策,帮助其改变原有的生活方式,重建新的、令人满意的、更有利于健康的生活方式。

📖 拓展阅读 5-7　文化休克

二、多元文化护理理论的内容

莱宁格用"日出模式(sunrise model)"来表达和解释多元文化护理理论的具体构成成分及各概念间的关系,形象且直观地阐述了在一种文化体系中通过该理论的支持如何实现对个体或群体健康状况的影响及如何为他们提供关怀和帮助。

日出模式分为四层,分别为世界观与文化社会结构层、文化关怀与健康层、健康系统层、护理关怀决策和行为层。其中第一层表达最为抽象,第四层表达最清晰,前三层为实施与文化相一致的护理照护提供了知识基础。

1. 第一层：世界观与文化社会结构层

该层描述了文化关怀、世界观与文化社会结构及其组成因素，包括环境背景、语言和文化学因素、技术因素、宗教哲学因素、经济因素、教育因素等。莱宁格认为这些因素是形成具有文化意义的关怀价值观、关怀信念以及关怀实践的基础，影响关怀的形态和表达，进而影响个体或群体的健康。护士在护理前应详细了解护理对象自身的各种复杂的文化因素。

2. 第二层：文化关怀与健康层

该层解释了在特定文化下个体、家庭、群体、社区及机构所形成的各自的文化关怀形态及表达方式，进而决定了不同的对健康和疾病的观念。

3. 第三层：健康系统层

该层包括一般关怀系统、专业关怀系统和护理关怀系统，着重阐述了每个健康系统的特征、关怀特色及其相互影响。这些信息有利于帮助护士鉴别关怀的异同点。莱宁格认为某些护理对象可能会隐瞒一些文化和社会结构因素，不愿与护士共享，而这些因素往往隐藏在一般关怀系统中，护士要注意仔细甄别，并将三个健康系统有机结合起来，才能为护理对象提供全面的护理。

4. 第四层：护理关怀决策与行为层

该层比较具体地揭示了护理关怀的决策和行为，包括文化关怀保持、文化关怀调适和文化关怀重建三种关怀模式。根据护理对象对文化的适应情况，选择合适的模式，最大限度地满足护理对象的需要，促进其恢复健康、积极面对疾病或死亡。

📖 **拓展阅读 5-8　莱宁格日出模式示意图**

三、多元文化护理理论在护理中的应用

莱宁格的日出模式与护理程序都描述了解决问题的程序，对象都是护理关怀的接受者，但日出模式更强调护士应具备的文化知识和对护理对象文化的理解。护士在进入陌生的文化环境，需要花费时间来理解不同的文化。接触陌生的护理对象或特殊文化群体时，护士会因不了解对方的文化而引发文化休克；或将自己文化的价值观、信念和信仰强加给对方，发生文化强化。在临床实践中将日出模式应用到护理程序中可有效避免上述问题的发生。

1. 护理评估

相当于日出模式的第一、二、三层。首先评估第一层，评估护理对象所处的世界观和文化社会结构方面的知识和信息，收集与其有关的环境状况、所用语言和技术、宗教、哲学、亲朋关系等因素；然后评估第二层，评估护理对象（包括个人、家庭、群体、社区及其机构）的健康状况及对关怀形态和表达方式的期待；最后评估第三层，评估护理对象对一般关怀系统、专业关怀系统和护理关怀系统的期待和采取的实施措施。

2. 护理诊断

相当于日出模式第三层的部分内容。在评估中鉴别和明确护理对象所处文化与其他文化在关怀上的异同点,找出不满足其文化期待的内容,并做出相应的护理诊断。虽然同一类疾病的护理对象在病理特征上具有相似性,但由于其民族传统、社会地位、从事职业等社会环境的不同,对疾病的自我认知、对症状的陈述和体征表现具有一定的差异,因此应动态了解护理对象的健康问题,注意其对健康的表达和陈述方式的不同。

3. 护理计划与实施

相当于日出模式的第四层。在制订护理计划时,应考虑护理对象在文化上是否能接受,然后采用以下三种方式进行护理:文化关怀保存,对于和自身健康问题不相冲突的文化,甚至是有利的文化成分应鼓励继续保持;文化关怀调适,对于与现有健康不协调的文化成分,取其有利部分,调整不利部分,使其适应健康的需要;文化关怀重建,对于与现有健康相冲突的文化成分,改变其原有的文化方式,重建新的、有利于健康的生活方式。

4. 护理评价

在日出模式中没有明确提出,可按照护理程序的评价进行。但要注意护理关怀的方式要对患者有利的原则,所采取的关怀行为应符合患者的生活方式和文化习俗,有利于患者疾病恢复和心理健康。

随着文化交流的日益深入,多元文化护理已逐渐成为现代护理发展方向,要求护士不但具有扎实的专业知识基础,更需要根据护理对象的文化背景和所在社会文化环境,提供与其文化相一致的高水平、多体系、多层次和全方位的护理服务。

数字课程学习

○导入案例解析　　○教学 PPT　　○复习与自测

（琚新梅、秦娜）

第六章 护理程序

章前引言

　　护理程序是现代护理发展到一定阶段的必然结果,是一种系统而科学地安排护理活动的工作方法,通过一系列有目的、有计划、有步骤的活动,对护理对象的生理、心理、社会、精神、文化等方面提供护理服务的一种连续的工作过程。护理程序的发展及应用,体现了护理工作的独立性、科学性和专业性,是临床护理、护理科研以及护理教育的基础,并将护理实践、科研和教学有机结合,为护理学向科学化、系统化、专业化方向发展奠定了一定的科学基础。

· 学习目标 ·

　　1. 阐述护理程序、护理诊断的概念。

　　2. 列出护理程序的步骤。

　　3. 正确区分护理诊断的类型,并进行排序。

　　4. 阐述实施护理措施的注意事项及制订护理计划的过程、护理评估方式。

　　5. 阐述护理程序的理论基础、护理评估方法、合作性问题——潜在并发症及护理诊断和医疗诊断的区别。

　　6. 简述护理实施及评价方式。

　　7. 初步书写护理病历。

　　8. 了解护理程序的发展简史和护理程序的特点。

　　9. 进行病例分析,将护理程序的理论和方法运用于护理实践中。

　　10. 应用护理程序的工作方法进行护理工作。

思维导图

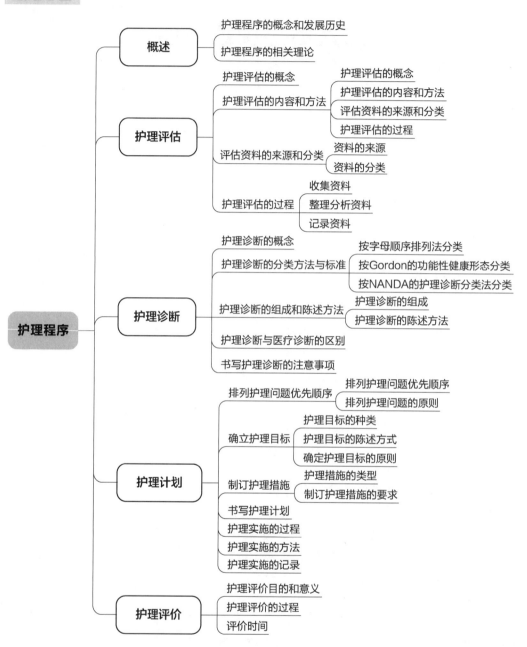

案例导入

患者,李某,女,54 岁。今日午餐进食油腻食物后自觉上腹不适,突然出现呕血,含胃内容物约 700 ml,急诊入院。患者主诉头晕乏力、恶心呕吐,排出黑色大便,下床如厕后感觉浑身无力、心慌,面色、眼睑、甲床苍白,害怕再次大出血,非常担心预后。患者既往有"肝硬化"病史 6 年。查体:体温 36.8 ℃,脉搏 122 次/分钟,呼吸 26 次/分钟,血压 86/52 mmHg;神志清,皮肤苍白;心率快、律齐;肺部正常;腹部平软,肝脏右肋下未触及、剑突下 2 cm、质硬Ⅱ度。实验室检查:血红蛋白 44 g/L。初步诊断:肝硬化并发上消化道出血。

问题:

1. 收集患者资料的方法有哪些?
2. 根据上述资料,请列出 4~6 个护理诊断,并排列优先顺序。
3. 针对列出的护理诊断制订相应的护理目标。

第一节 概 述

护理程序是以人的健康为中心的,由五个基本步骤组成的完整的护理工作过程,是有计划地为护理对象提供护理服务的科学的工作方法。护理程序体现了护理过程中思考与行动的结合,有助于指导护士在工作中做出正确评估及有效判断,确定护理对象的健康问题,根据需要制订符合护理对象的护理措施,评价其护理效果,从而使服务对象得到适应个体需要的整体护理。

一、护理程序的概念和发展历史

(一)护理程序的概念

护理程序(nursing process)是以促进和恢复护理对象身心健康为目标所进行的一系列有目的的、有计划的护理活动,是一种科学地确认健康问题和解决问题,为护理对象提供系统、全面、整体护理的一种护理工作方法。它是一个综合的、动态的、具有决策和反馈功能的活动,是一种合乎科学原理的工作方法,也是一种思想方法。

护理程序由评估、诊断、计划、实施和评价五个相互联系、相互依赖、相互影响的步骤组成,即评估患者的健康状况,列出护理诊断,制订护理计划,实施护理计划并对护理效果进行评价。

(二)护理程序的发展历史

拓展阅读 6-1 护理程序的发展历史

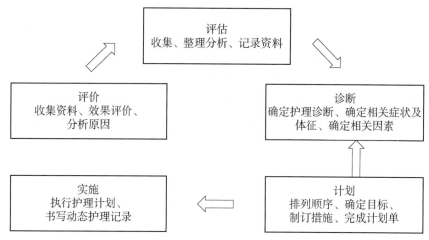

图6-1　护理程序的基本步骤

二、护理程序的相关理论

护理程序是在吸纳许多学科理论成果的基础上形成的,如一般系统理论、需要层次理论、应激与适应理论、沟通理论及解决问题论等。一方面,这些理论相互联系、相互支持,为护理程序提供理论上的指导;另一方面又分别在护理程序实践过程的不同阶段、不同方面发挥作用。

1. 系统理论

一般系统论是护理程序的基本结构框架。护理程序作为一个开放系统与周围环境相互作用,也是一个输入、输出和反馈的过程。护理程序的输入信息为服务对象的基本健康状况、护理人员的知识与技能水平、医疗设施等;经过正确、合理地评估、诊断、计划和实施等系统的处理与转换过程,输出的信息为经实施护理计划后服务对象达到的身心状况和健康水平;反馈则是对护理效果的评价,以决定护理活动终止或修订后继续执行。

2. 需要层次理论

人的基本需要层次理论为评估患者健康状况提供了理论依据。主要用于收集和整理分析护理对象的健康资料、预见护理对象的需要,并按照需要层次的划分,排列护理诊断的优先顺序,确定护理的重点。

3. 应激与适应理论

该理论能够帮助护士观察和预测护理对象的生理、情绪(情感)、认知和行为反应,评估护理对象的适应能力和适应水平,并依此制订护理计划,采取护理措施消除或减轻应激源的作用,帮助护理对象成功适应。

4. 信息沟通理论

运用于护理程序的各个阶段,给予护士与患者交流的能力和技巧,主要帮助护士及时获取护理对象真实的健康资料,以实施正确的护理,从而确保护理程序的最佳运行。

5. 解决问题理论

指导护士确认护理对象的健康问题,并制订与问题相关的目标,为寻求解决问题的最佳方案及评价效果奠定了基础。实施护理程序的过程就是解决问题理论在护理实践中的具体应用过程。

在运用护理程序过程中,还需要引用其他理论,如控制论、信息论、成长与发展理论、评判性思维等。

📖 拓展阅读6-2 信息技术的应用简化护理程序

第二节 护 理 评 估

▶ 在线案例6-1 护理评估

一、护理评估的概念

护理评估(nursing assessment)是护理程序的基础,是指有目的、有组织、系统地收集资料,并对资料进行整理分析及判断的过程。评估的目的是确定护理对象需要解决的护理问题或护理需要。护理评估在护理程序中很关键,如果收集的资料不完整或不正确,将直接影响到护理诊断、护理计划的准确性,导致护理目标无法实现。评估是一个动态的、循环的过程,它贯穿于护理程序的全过程。

二、护理评估的内容和方法

(一) 护理评估的内容

护理评估的内容都记录在评估表上,各个医院设计的评估表格模式不同,因而评估内容也不尽相同,但大致都包括一般资料、生活状况及自理程度、健康检查及心理社会资料等。

1. 一般资料

一般资料包括护理对象的姓名、性别、年龄、职业、民族、籍贯、婚姻、文化程度、家庭住址、联系人及联系方式等,此次住院情况:主诉、现病史、入院日期、入院方式、病历记录时间、病史叙述者、既往病史、传染病史、过敏史、家族史、用药史、入院医疗诊断及目前用药情况、主管医生、责任护士等。

2. 生活状况及自理程度

生活状况及自理程度包括饮食形态、睡眠与休息形态、排泄形态、健康感知与健康管理形态、活动与运动形态。

3. 健康检查

健康检查包括生命体征、身高、体重、各系统的常规体格检查、实验室检查等。

4. 心理社会资料

（1）自我感知与自我概念形态：包括情绪反应、心理感受。

（2）角色与关系形态：包括就业状态、角色问题、社交状况等。

（3）应对与应激耐受形态：包括住院顾虑、近期重大生活事件、应对能力、应对方式、应对效果、支持系统、对现实的态度、家庭对患者的健康需求等。

（4）价值信念形态：服务对象的人生观、价值观及宗教信仰等。

（二）护理评估的方法

1. 交谈

通过与护理对象及其家属之间的交流和谈话收集健康信息资料的过程，是收集资料最主要的方法。可分为以下两种类型。

（1）正式交谈：是指事先通知护理对象，护士有计划、有目的的交谈。如为新入院患者采集病史。

（2）非正式交谈：是指在日常护理工作中与护理对象随意而自然的交谈。此种交谈方式可以使护理对象感到轻松、亲切，有助于护士从谈话中了解护理对象的真实感受和想法。通过交谈不仅可以获得有关护理对象的健康资料和信息，还有助于建立良好的护患关系。交谈时应注意安排合适的环境、时间，注意沟通技巧的运用，引导护理对象抓住交谈的主题等。

2. 观察

观察是收集服务对象护理资料的重要方法之一，是指护士运用感觉器官或借助一些辅助器具获取资料的方法。观察是一个连续的过程，可以与交谈、评估同时进行，也可单独进行。护士与护理对象第一次见面就意味着观察的开始。观察时除应注意护理对象的外貌、体位、步态、个人卫生、症状、体征及精神状况外，还须注意观察护理对象的非语言表现、心理反应和所处环境的状况，以便获取护理对象的生理、心理、社会、精神及文化等各方面资料。

3. 健康评估

健康评估是收集客观资料的重要方法之一，是指护理人员运用视、触、叩、听等体格检查技术系统地收集护理对象的生命体征和各系统功能状况的方法。护士应掌握一定的体格检查技能，为护理对象进行正确的身体评估，以便及时了解护理对象的病情变化和健康问题。

4. 查阅资料

查阅资料包括查阅护理对象的医疗病历、护理记录、实验室及其他检查结果以及有关医疗护理文献等。

三、评估资料的来源和分类

资料的来源主要包括护理对象、与护理对象有关的人员、其他医务人员、护理对象的健康记录、医疗护理文献等。

（一）资料的来源

1. 护理对象

护理对象本人是资料收集的主要来源。只要护理对象健康状况允许、意识清醒、无沟通障碍等，就可通过交谈、观察、体格检查等方法向其获取最直接的资料。

2. 与护理对象有关的人员

对意识不清、精神状态不稳定、沟通障碍的护理对象及婴幼儿，其家属或重要影响人，如朋友、邻居、同事等都是获取资料的间接来源。此时，这些人员就成为主要的信息来源，他们提供的资料可以补充患者的相关信息或证实患者提供资料的真实性。

3. 其他医务人员

其他医务人员主要是指曾经或共同参与照顾护理对象的医疗人员，如医生、护士、营养师、康复师及其他健康保健人员等。他们会从不同的角度提供患者的重要资料，使获得的资料更全面、准确。

4. 护理对象的健康记录

护理对象的健康记录包括病历记录和社区记录。病历记录如病史、体格检查、病程记录、会诊记录、X线片、实验室检查记录等。社区记录如社区的卫生记录、儿童预防接种记录等。这些资料记录了护理对象现在和既往的健康状况以及治疗的信息等，可以帮助护理人员更全面地了解护理对象的健康信息。

5. 医疗护理文献

查阅护理学及其他相关文献资料可以使资料更加完善，并为护理对象的病情判断、治疗和护理工作提供参考依据。

📖 拓展阅读6-3 不同年龄患者的评估方式

（二）资料的分类

1. 按照资料的来源划分

（1）主观资料：主要是指护理对象对自己健康问题的认识和体验。包括知觉、情感、态度、价值、信念、对个人健康状态和生活状况的感知等。如患者描述"全身无力、头痛、胸闷、耳鸣""我最近恶心不想吃饭""我有点心慌"等。一般来说，主观资料无法被具体地观察或测量。

（2）客观资料：是指护士通过观察、体检或借助医疗仪器和实验室检查等方法而获得的有关护理对象健康状态的资料。如"面色苍白""呼吸困难""体温37.6℃""白细胞数量降低"等。

护士收集到主观资料和客观资料后，应将两种资料进行比较和分析，以证实资料的准确性。当主观资料和客观资料不一致时，护士需要谨慎判断，必要时进一步收集其他资料，以确保资料的可靠性。

2. 按照资料的时间划分

（1）既往的资料：是指与护理对象过去健康状况有关的资料，包括既往病史、治疗史、过敏史等。如过去手术经历、用药史、血糖情况等。

（2）现在的资料：是指与护理对象现在健康状况有关的资料，如现在的生命体征、饮食、排泄情况等。

护士在收集资料时，应将既往的资料和现在的资料结合起来综合分析。

四、护理评估的过程

（一）收集资料

资料的收集是护士系统、连续地收集护理对象健康状态信息的过程，包括护理对象的生理、心理、社会等方面的整体资料。可以根据医院自行设计的入院评估表进行，其目的是建立患者健康状况的基本资料，为确定正确的护理诊断、制订护理计划及评价护理效果提供依据，也为其他健康保健相关人员提供病情判断的参考和依据。

（二）整理分析资料

整理分析资料是将收集到的资料进行归纳分类、核实、筛选和分析的过程，可以帮助护士发现资料有无遗漏，以便更全面地确定护理对象的健康问题。

1. 整理资料

将资料进行整理分类的方法较多，常用的方法有如下几种。

1）按马斯洛的需要层次整理分类

（1）生理需要：如呼吸困难、水肿、大小便失禁、失眠等。

（2）安全需要：如对医院环境不熟悉、对检查和治疗紧张、术前紧张、走路易摔倒、对医护人员不信任、担心经济负担等。

（3）爱与归属的需要：如害怕孤独、想念亲人、希望有家人陪伴及探望等。

（4）尊重的需要：如因疾病或伤残所致的自卑感、希望别人尊重自己的价值观等。

（5）自我实现的需要：如担心住院会影响个人的工作和学习、担心疾病影响自己理想的实现等。

2）按戈登的功能性健康形态整理分类

（1）健康感知-健康管理形态：如护理对象对自己健康的认识，以及采取的健康行为等。

（2）营养-代谢形态：如饮食习惯、营养状态等。

（3）排泄形态：如排尿、排便、排汗等。

（4）活动-运动形态：如日常活动能力、活动量及活动方式等。

（5）睡眠-休息形态：如睡眠情况、休息和精神放松情况等。

（6）认知-感知形态：如舒适感、对疾病的认识及感知能力等。

（7）自我感受-自我概念形态：对自我价值与情绪状态的信念与评价，如对自己的描述、自我评价等。

（8）角色-关系形态：如家庭关系、邻里关系、同事及同学关系等。

（9）性-生殖形态：如对性别的确认、对性的态度、女性的月经及生育史等。

（10）应对-压力耐受形态：如护理对象的压力程度、应对与调节压力的状况等。

（11）价值-信念形态：如价值观、宗教信仰、个人理想及目标等。

3）按北美护理诊断协会（The North American Nursing Diagnosis Association, NANDA）的人类反应形态整理分类

（1）促进健康：完好状态或功能正常的意识以及继续控制或增强完好状态或功能正常的对策，如健康意识、健康管理。

（2）营养：包括摄入、消化、吸收、代谢、水电解质。

（3）排泄：包括泌尿系统、胃肠系统、皮肤黏膜系统、呼吸系统。

（4）活动/休息：包括睡眠/休息、活动/锻炼、能量平衡、心血管/呼吸反应。

（5）感知/认知：包括注意、定向力、感觉/感知、认知、沟通。

（6）自我感知：包括自我概念、自尊、身体形象。

（7）角色关系：包括照顾角色、家庭关系、角色表现。

（8）性：包括性别认同、性功能、生殖。

（9）应对/应激耐受性：包括创伤后反应、应对反应、神经行为应激。

（10）生活准则：包括价值、信念、价值/信仰/行动的一致性。

（11）安全/防御：包括感染、身体损伤、暴力、环境危害、防御过程、体温调节。

（12）舒适：包括身心舒适、环境舒适、社会舒适。

（13）成长/发展：包括成长、发展。

2. 核实资料

（1）核实主观资料：主观资料主要来源于护理对象的主观感受，不可避免地会出现一些偏差。核实主观资料并不是对护理对象不信任，而是通过运用客观方法进一步验证主观资料的准确性。

（2）澄清含糊资料：对所收集资料中不清楚、有疑问、不完整、不确定的地方进行复查和确认，以保证所收集资料的真实性和全面性。

3. 分析资料

（1）检查有无遗漏：将资料整理分类后，应仔细检查有无遗漏，并及时补充，以保证资料的完整性。

（2）找出异常：分析资料的目的是为了发现护理对象的健康问题，做出护理诊断。常用的分析方法：与护理对象健康时状态做比较、与正常值做比较等。

（3）找出相关因素：对于异常资料，应找出相关影响因素。对于目前处于正常范围的资料，应评估其危险因素并预测潜在性问题，以便及时采取预防措施，防止损害护理对象的健康。

（三）记录资料

记录资料是护理评估的最后一步。目前记录资料的表格并无统一格式，可以根据收集资料时分类的方法，并结合各医院、各病区的特点自行设计。但无论采用哪一种表

格记录,必须符合医疗护理文件书写要求。

(1) 资料记录应及时、准确、真实、客观、全面、避免错别字。

(2) 主观资料应客观记录护理对象的诉说,不能带有主观判断和结论,而客观资料应使用医学术语。

(3) 记录时尽量避免使用模糊不清、无法衡量的词语,如:尚可、增加、减少、不足、正常、严重等。

📖 拓展阅读6-4　入院护理评估单

第三节　护　理　诊　断

▶ 在线案例6-2　护理诊断单

护理诊断(nursing diagnosis)是护理程序的第二个步骤,是在评估的基础上对收集到的资料进行分析,确定护理对象的健康问题及引起健康问题原因的过程。护士收集护理对象的全部资料,并分析整理后,根据护理对象存在的问题做出护理诊断,为有针对性地制订护理计划提供依据,从而更好地指导临床护理工作,总结和交流经验,进一步提高护理工作质量。

一、护理诊断的概念

1990 年,NANDA 在第 9 次会议上提出并通过了护理诊断的定义:护理诊断是关于个人、家庭、社区对现存的或潜在的健康问题以及生命过程问题的反应的一种临床判断,是护理人员为达到预期目标选择护理措施的基础。

在临床护理工作中,护士常常遇到一些无法用 NANDA 制定的护理诊断所涵盖的问题,而这些问题确实需要护士提供护理措施。1983 年,卡本尼托(Lynda Juall Carpenito)针对这一问题提出了合作性问题(collaborative problems)的概念。她认为需要护士提供护理干预的问题分为两类:一类是通过护士提供护理措施就可以解决的问题,属于护理诊断;另一类是护士不能预防和独立处理的问题,属于合作性问题。

合作性问题是需要护士进行监测以及时发现一些生理并发症,是需要护士与其他健康保健人员尤其是医生共同处理才能解决的问题。

📖 拓展阅读6-5　护理诊断的发展史

二、护理诊断的分类方法与标准

1. 按字母顺序排列法分类

此分类方法是护理诊断分类系统发展的第一个阶段。1973—1986 年,因未能对护理诊断分类方案取得一致意见,决定按字母顺序排列护理诊断。后来,这种分类方法主要用于护理诊断的索引。2010 年,由吴袁剑云主译了《护理诊断、结局与措施:链接北美护理诊断协会护理诊断(NANDA)、护理结局分类(NOC)与护理措施分类(NIC)》,此书对护理诊断的应用具有重要的参考价值。目前护理诊断排序就是按字母顺序排列的,2005 年 NANDA 分类包括 172 个。

2. 按戈登的功能性健康形态分类

这是护理诊断分类系统发展的第二个阶段,1982 年由戈登(Marjory Gordon)提出,1993 年 NANDA 会议通过,共有 11 个功能形态。功能性健康形态分类法的优势在于,按这 11 个形态进行资料的收集和组织,较容易找到相应的护理诊断;不足是未能将护理诊断全部涵盖。

3. 按 NANDA 的护理诊断分类法分类

这是护理诊断分类系统发展的第三个阶段。在 2000 年之前,NANDA 将护理诊断按照护理诊断分类法(9 种人类反应形态)进行分类,即交换、沟通、关系、赋予价值、选择、移动、感知、认知、感觉/情感。在 2000 年 NANDA 第 14 次会议上提出并讨论通过了新的护理诊断分类系统,以便能更方便、准确地使用护理诊断。新的护理诊断分类系统共分为 13 个领域,每个领域下又有相应的二级分类。

三、护理诊断的组成和陈述方法

(一) 护理诊断的组成

▶ 在线课程6-1 护理诊断的组成

护理诊断由名称、定义、诊断依据、相关因素四个部分组成。

1. 名称

护理诊断的名称是对护理对象健康状态或疾病反应的概括性描述。应尽量使用 NANDA 认可的护理诊断名称,便于护士之间的交流和护理教学的规范,如"清理呼吸道无效""体液不足"等。

2. 定义

是对护理诊断名称的一种清晰、正确的解释,并以此与其他护理诊断相区别。每个护理诊断的确立必须符合其定义特征。如"腹泻"是指个体正常排便习惯改变,其特征为排便次数增加和(或)排出松散稀薄的粪便甚至水样便。

3. 诊断依据

明确诊断依据是正确判断护理诊断的前提。诊断依据是指做出该护理诊断时的临床判断标准,是患者所具有的一组症状、体征以及有关病史资料,也可以是危险因素。对于"有……的危险"的护理诊断,其诊断依据则是原因本身(危险因素)。诊断依据根据其在特定护理诊断中的重要程度分为主要依据和次要依据。

(1) 主要依据:是指确立某一护理诊断时必须具备的依据。主要依据是护理诊断成立必须具备的条件。

（2）次要依据：是指确立某一护理诊断时可能具备的依据。次要依据对护理诊断的形成起支持作用，是护理诊断成立的辅助条件。

例如："体液不足"的主要依据是"摄入与排出呈负平衡，液体摄入不足"，次要依据是"血钠升高、口渴、唇舌干燥、头晕、恶心、皮肤弹性差、眼窝凹陷等"。

4. 相关因素

护理诊断的相关因素是指影响个体健康状况、导致出现健康问题的因素。常见的相关因素主要包括病理生理、心理、治疗、情境、年龄等方面。

（1）病理生理因素：是指与病理生理改变有关的因素。如"清理呼吸道无效"的相关因素可能是肺部感染引起分泌物过多、痰液黏稠。

（2）治疗因素：是指与治疗、护理措施有关的因素。如"便秘"的相关因素可能由术后卧床较久影响肠蠕动所致。

（3）心理因素：与护理对象的心理状况有关的因素。如"活动无耐力"可能是疾病后护理对象处于严重的抑郁状态引起的。

（4）情境因素：指的是环境、生活经历、生活方式、生活习惯、人际关系等方面因素。如"睡眠形态紊乱"的相关因素可能是住院后的陌生环境引起的。

（5）年龄因素：是指在生长发育或成熟过程中与年龄有关的因素，包括认知、生理、心理、社会、情感等方面的特征。如"进食自理缺陷"的相关因素可能由于老年人感知、认知及运动障碍所致。

　　拓展阅读6-6　护理诊断的组成举例

（二）护理诊断的陈述方法

　　在线课程6-2　护理诊断的陈述

护理诊断的陈述包括三个要素：①健康问题（problem，P），即护理诊断的名称，指护理对象现存的或潜在的健康问题。②症状或体征（symptoms or signs，S），即与护理对象健康问题有关的症状或者体征。③原因（etiology，E），包括引起护理对象健康问题的直接因素、促发因素或危险因素。常见的陈述方式主要有三种。

1. 三部分陈述

三部分陈述即 PSE 或 PES 公式，多用于现存的护理诊断。因问题已经发生，故已出现症状或体征 S。例如，气体交换受损（P）：口唇发绀、呼吸困难（S）；与阻塞性肺气肿有关（E）。临床上趋向于将三部分陈述简化为两部分，即：PE 或 SE。例如，清理呼吸道无效（P）：与痰液黏稠有关（E）；便秘（S）：与食物中纤维素不足及饮水过少有关（E）。

2. 二部分陈述

二部分陈述即 PE 公式，多用于"有……的危险"的护理诊断。因问题尚未发生，故没有症状或体征，只有护理诊断的名称和相关因素。例如，有皮肤完整性受损的危险（P）：与长期卧床有关（E）。

区别省略为两部分和只有两部分的护理诊断,主要在于 P 这部分。前者 P 是"现存的护理诊断",后者 P 是"有……的危险的护理诊断"。例如,皮肤完整性受损(P):与局部组织长期受压有关(E);有皮肤完整性受损的危险(P):与局部组织长期受压有关(E)。

3. 一部分陈述

一部分陈述只有 P,多用于健康的护理诊断。如婴幼儿有行为能力增强的潜力。

四、护理诊断与医疗诊断的区别

区别护理诊断与医疗诊断的目的在于区分护理与医疗两个不同的专业,从而进一步明确各自的工作范畴和应负的法律责任。两者区别如表 6-1 所示。

表 6-1 护理诊断与医疗诊断的区别

区别项目	护理诊断	医疗诊断
适用对象	个人、家庭、社区	个人
描述的内容	对个体健康问题的反应	一种疾病
问题状态	现存的或潜在的	多是现存的
侧重点	疾病的反应	疾病的本质
决策者	护理人员	医疗人员
职责范围	护理职责范围	医疗职责范围
数量	可同时存在多个	一般只有一个
变化情况	随病情的变化而改变	相对稳定
陈述方式	用 PSE、PE、SE 公式	用疾病名称或以原因不明的症状、体征 + 待查进行陈述

五、书写护理诊断的注意事项

(1)尽量使用 NANDA 认可的护理诊断名称,所列护理诊断应简明、准确、规范。

(2)护理诊断应是护理措施能够予以解决或部分解决的问题。

(3)贯彻整体护理的原则,所列护理诊断应包含护理对象生理、心理、社会等方面的健康问题。一项护理诊断只针对一个健康问题。

(4)必须列出护理诊断的相关因素(潜在的护理诊断列出危险因素),以利于制订护理措施,陈述时用"与……有关"的方式。

(5)规范陈述护理诊断,如"知识缺乏"的陈述应为"知识缺乏:缺乏……方面的知识",而不使用"与……有关"的方式。

(6)书写相关因素时,应避免容易引起法律纠纷的语句。如"有受伤的危险:与护士未加床档有关"。

（7）应避免带有价值判断的护理诊断。如"社交障碍：与人际关系差有关"。

第四节　护理目标和护理计划

护理计划（nursing plan）是护理程序的第三个步骤，是以护理评估和护理诊断为基础，综合运用医疗、护理、社会行为学等学科知识所采取的护理措施的一种书面说明。其目的是为了确定护理对象的健康问题、护理目标以及护理人员将要实施的护理措施。

首先，护理计划是根据服务对象健康问题的主次进行排列的，指导护理活动有序进行，它是护士实施护理措施满足服务对象需求的执行标准；其次，护理计划是针对每个服务对象健康问题制订的，患同一疾病的服务对象可能具有不同的护理计划，具有独特性；再次，护理计划同样是护士交接班的重要内容，方便护理活动的有效执行；最后，护理计划中的护理目标可为护理评价提供参照依据，检查是否解决服务对象的健康问题。

从服务对象首次住院开始到服务对象出院为止，都需要制订护理计划，尤其是出院护理计划，具有重要的意义，它是服务对象接受社区护理或居家护理的行动指南，预防服务对象再次入院。护理计划主要包括四个方面内容：排列护理问题的优先顺序、确立护理目标、制订护理措施以及书写护理计划。

一、排列护理问题的优先顺序

（一）护理问题

服务对象有不止一个护理诊断时，护士需要将所列出的护理诊断根据轻重缓急的原则排出顺序，以方便计划护理工作的重点。在通常情况下，对服务对象生命威胁最大的问题排在最前面，其他的依次排列，护理问题在优先次序上可分为三类：首优问题、中优问题和次优问题。

1. 首优问题

首优问题是指对生命威胁大、需要立即采取措施解决的问题。如休克患者的"心排出量减少"、脑损伤患者的"清理呼吸道无效"、张力性气胸患者的"气体交换受损"、吸入性损伤患者的"有窒息的危险"等问题，如不及时采取措施，将会直接威胁患者的生命。服务对象首优问题有时会不止一个，如急危重症患者可同时存在几个首优问题。

2. 中优问题

中优问题是指虽然不直接威胁服务对象生命，但给其身体、精神、心理造成痛苦，严重影响健康的问题。如肠梗阻患者的"急性疼痛"、单纯性甲状腺肿患者的"吞咽障碍"、肛裂患者的"便秘"、乳腺癌患者根治术后的"体像紊乱"、颜面部烧伤患者的"创伤后综合征"、脊柱骨折患者术后"有皮肤完整性受损的危险"等问题。

3. 次优问题

次优问题是指服务对象应对相关变化时所遇到的问题，与此次发病或其预后并无直接关系，这些问题虽然不紧急，但同样需要护士给予帮助，以使服务对象达到最佳的健康状态，可安排稍后解决。如疲乏、社交障碍、知识缺乏、精神困扰等。

（二）排列护理问题的原则

（1）优先解决威胁服务对象生命的问题。

（2）根据马斯洛需要层次理论排列。马斯洛需要层次理论认为，高层次需要出现之前，必须先满足低层次需要。因此，最优先满足生理需要，如与水分、体液相关的"体液不足"、与空气、氧气相关的"气体交换受损"、与食物相关的"营养失调：低于机体需要量"、与排泄相关的"排尿障碍"、与睡眠相关的"睡眠形态紊乱"、与性相关的"性功能障碍"等的需求。但马斯洛需要层次理论中未说明以上同一层次需要中的排序问题，考虑对机体内环境平衡状态威胁最大的问题排在最前面，因此将同一层次中需要又按首优、中优、次优问题顺序排列，适时调整。那么对氧气的需要优于对水的需要，对水的需要优于对食物的需要，对食物的需要优于对睡眠的需要，对睡眠的需要优于对性的需要。

（3）排序时需兼顾服务对象的主观需要。同样的需要，每个个体对其的需要并不一致，尤其是高层次的需要，因此排序时服务对象认为自身迫切需要解决的问题，可尊重其意见，考虑优先解决，当然前提条件是与治疗原则、护理措施不冲突。实现服务对象参与护理计划的制订，促进服务对象积极配合护理措施的实施。

（4）潜在护理问题和合作性护理问题并非一定排列在最后。在通常情况下现存问题应优先解决，但有时潜在护理问题和合作性护理问题可能更为重要，需要排列为首优问题。例如：进行性血胸患者"有体液不足的危险"，肺癌术后患者"有肺不张、心律失常的潜在并发症"，如不注意观察、及时预防，将会危及服务对象的生命，应列为首优问题。

（5）排列的顺序在护理过程中可动态变化。护理诊断的先后顺序可能会随着病情的变化而变化，因此在护理活动实施过程中离不开护士的评判性思维。当威胁服务对象生命安全的问题得到解决，生理需求获得一定程度的满足后，中优问题或次优问题可上升为首优问题。如破伤风患者有"窒息的危险""营养失调：低于机体需要量""恐惧"的护理诊断，随着病情的好转，属于中优问题的"营养失调"和属于次优问题的"恐惧"可上升为首优和中优问题；急性心肌梗死患者有"活动无耐力"的护理诊断，急性期时该护理诊断属于中优问题，而在急性期后此时的护理工作重点变为尽早恢复活动预防并发症，"活动无耐力"就升级为首优问题。

（6）排序时需判别护理诊断之间的关系。排序时，还应分析护理诊断之间是否存在相互关系；若存在相互关系时，则应先解决问题产生的原因，再解决问题带来的后果。如服务对象在手术前对护理诊断有"恐惧（与缺乏手术、麻醉相关知识，担忧疾病预后等相关）"和"知识缺乏（缺乏术前准备知识和术后预防并发症的知识）"的现象。从表面上看，缺乏相关知识可能会导致术后出现尿潴留、坠积性肺炎、下肢深静脉血栓形成等严重并发症,应该将"知识缺乏"放在首优问题。实际上,当服务对象处于恐惧状态时,通常是无法耐心听取护士进行相关知识的健康教育。这两个护理诊断间,恰恰存在相互关系,恐惧是知识缺乏的相关因素之一。因此,护士应该优先采取相应措施消除服务对象的恐惧心理,再针对知识缺乏进行相关知识的健康教育。

二、确立护理目标

▶ 在线课程6-3　护理目标

护理目标(nursing objective)是指护士期望服务对象受到照护后,其功能、认知、情感及行为得到改变。护理目标是对应护理诊断而确定的,是制订护理措施的根据,也是评价护理工作效果的标准。

(一) 护理目标的种类

根据实现目标所需的时间,分为短期目标和长期目标。

1. 短期目标

短期目标是指在较短的时间(几小时或几天)内,通常指1周内能实现的目标,适用于住院时长较短、病情变化快者。如"2天后,服务对象在病房内拄拐行走10米""用药2小时后服务对象体温下降至正常""术后1天,服务对象可在床上做踝泵运动"等都属于短期目标。

2. 长期目标

长期目标是指需要相对较长时间(数周、数月),通常指超过1周方可达到的目标。它需要护士针对一个长期存在的护理问题采取连续性的护理措施才能实现的目标。如一个股骨干骨折术后长期卧床的患者需要护士在整个卧床期间帮助、指导功能锻炼以预防各类并发症,促进运动功能的恢复,长期目标可表达为"卧床期间无肌肉萎缩、关节僵硬"。

当然,长期目标是需要实现一系列短期目标才能达到的,如"结肠造口患者6个月内回归社交生活",包含一系列的短期目标如下:"出院前,学会自我护理造口";"出院后3个月,接受造口属于身体的一部分";"出院后6个月,降低造口带来的病耻感水平,乐观回归社交生活"。一系列的短期目标可使护士明确各时间段的工作内容以及制订合适的出院指导,也可使服务对象因短期目标的逐步实现而增加实现长期目标的信心,进而促进身心恢复健康。

(二) 护理目标的陈述方式

1. 陈述方式的五大要素

(1) 主语:是指服务对象,也可以是服务对象的躯体或功能的一部分,如服务对象的体温、脉压、体重指数、尿量等。有时服务对象在目标陈述中充当主语时,可被省略。

(2) 谓语:是指主语将要完成的且能被直接观察到的行为动作,也称为行为动词。

(3) 行为标准:是指主语完成该行为需要达到的程度,包括时间、距离、速度、频次等。

（4）条件状语:是指服务对象完成该行为所必须具备的条件状况。但该项并非必须存在,根据情况所需选择。

（5）时间状语:是指服务对象在何时达到目标中陈述的结果,即何时对目标进行评价,这一要素的重要性在于规定了评价时间,可督促护士帮助护理对象尽快达到目标。若为持续性要求的护理目标,则可没有时间限定。

2. 示例

结合以下护理目标,分析护理目标各要素。

（1）结肠造口患者(主语)在 6 个月内(时间状语)回归(谓语)社交生活(行为标准)。

（2）2 天后(时间状语),服务对象(主语)在病房内挂拐(条件状语)行走(谓语)10 米(行为标准)。

（3）初产妇(主语)在产后 1 天(时间状语)学会(谓语)给新生儿正确授乳(行为标准)。

（三）确定护理目标的原则

1. 以服务对象为中心

护理目标一定是以服务对象或服务对象的一部分为中心的,它是护士期望服务对象接受护理后发生的变化,而非护理活动本身,也不是描述护士的行为或护士采取的护理措施。因此,护理目标的主语一定是服务对象或服务对象的一部分,强调的是护理对象是护理计划实施的受益者。如"出院前,责任护士教会患者自我护理结肠造口"应修正为"出院前,患者学会自我护理结肠造口"。

2. 有明确的针对性

护理目标应有明确的针对性。一个护理目标只能针对一个护理诊断,一个护理诊断可有多个护理目标。所以,一个护理目标只能出现一个行为动词,若出现多个行为动词则无法精准评价。如护理目标为"术后 10 天患者可进行手指爬墙和前后摆臂",若术后 10 天服务对象仅达到了"前后摆臂"却没能实现"手指爬墙"时,不能准确评价护理目标是否实现。针对类似情况,可以分别制订几个护理目标,保证一个护理目标只有一个行为动词。

3. 有可行性和现实性

护理目标应具有可行性和现实性,是服务对象所能达到的。因此,在确定护理目标时除了考虑服务对象的能力、物质条件、环境和社会支持系统等外,还应考虑医院的条件、设施、护士的知识水平和专业能力等,以便护理目标通过护理活动的实施能够实现。例如,护理目标要求"慢性阻塞性肺气肿的服务对象在 5 分钟内爬 5 楼不喘不累"是不现实的;或让没有经济能力购买制氧机的服务对象"出院前学会使用制氧机进行居家氧疗"也是不可行的。

4. 可观察和可测量

护理目标应具体到可观察或可测量的行为,以方便对护理目标的实现情况进行评价,避免使用含糊不清、不明确的行为动词。如"2 周内服务对象的饮食量增加""出院前,服务对象了解有关预防急性乳腺炎发生的知识""3 天内,服务对象能够进行适量活动"等,以上这些护理目标中的"增加""了解""适量活动"等词会因不同评价者理解不同而难以评价。

5. 明确目标达成的时间

护理目标应注明具体时间,方便评价。例如,2 小时内、5 天后、手术前等。

6. 能通过实施护理措施实现

护理目标应是通过实施护理措施可以实现的,如潜在并发症属于合作性问题,并非护理范畴可阻止的。例如:腹部手术后的患者,潜在并发症是切口出血、感染,护士无法保证患者术后切口出血、感染不发生,只能严密监测并发症的发生与发展。因此,潜在并发症的护理目标可描述为:并发症被及时发现并得到及时处理。

7. 患者和护士共同参与制订目标

鼓励服务对象与护士共同参与护理目标的制订,使服务对象对健康状况的认知得到改变,主观上也更愿意积极配合,以保证护理目标的实现。

三、制订护理措施

护理措施(nursing intervention)是护士为帮助护理对象达到护理目标所采取的具体方法。护理措施是根据护理诊断而制订的,综合服务对象的具体情况,运用相关护理知识和临床经验做出的决策。

(一) 护理措施的类型

护理措施可分为依赖性护理措施、独立性护理措施和合作性护理措施三大类。

1. 依赖性护理措施

依赖性护理措施是指护士执行医嘱的护理工作,如遵医嘱导尿、灌肠、给药、置胃管等。执行依赖性护理措施并非机械地执行,护士还应具备判断医嘱正确与否的能力以及实施操作后的病情观察能力。

2. 独立性护理措施

独立性护理措施是指不依赖医嘱,护士运用护理知识和技能可独立胜任的护理工作。包括协助服务对象完成日常生活活动(进食、洗漱及如厕等)、实施治疗性措施(各类引流管护理、皮肤护理、造口护理等)、观察病情及心理活动、进行健康宣教、提供心理支持、指导出院后功能锻炼等。

3. 合作性护理措施

合作性护理措施是指护士与其他医务人员共同合作完成的护理工作。如在围手术期,护士评估患者的营养状况,患者有"营养失调:低于机体需要量"的护理诊断时,为帮助患者增加手术、麻醉耐受力,护士应与营养师共同制订营养干预方案。

(二) 制订护理措施的要求

1. 安全

护理措施应保证患者的安全。在任何情况下,患者的安全必须放在首位。例如:协助长期卧床的患者首次下床活动时,应循序渐进,避免产生直立性低血压导致跌倒,注意活动时间及活动强度不超过患者的承受范围。

2. 科学

护理措施必须以科学为依据,这些科学依据包含自然科学、行为科学、人文科学等,综合个人技能、临床经验以及服务对象的实际情况,选择并制订恰当的护理措施。

3. 个性化

护理措施应结合实际且满足个体差异,需要考虑以下情况。

(1)服务对象的具体情况(年龄、性别、病情、文化及认知水平、改变现当下状况的愿望等)。例如:为接受手术治疗的患者术前进行健康教育时,针对文化水平高的有阅读能力的患者可以发放视频让其自行观看。若有疑问者,护士须随时解释;若阅读有困难者,则需要护士面对面为其讲解。

(2)护理团队的具体情况(护士的数量、知识及技能水平等)。如护士数量足够,针对术前健康教育时可采用一对一的方式进行,人员不足时则可将同一种手术的患者集中安排到宣讲室进行健康教育。

(3)医院配套设施的具体情况(健康知识宣讲室、心理沙龙活动室等)。如计划通过观看视频让患者了解疾病相关知识、麻醉及手术相关知识,以降低患者因缺乏相关知识而产生的焦虑、恐惧等心理问题;又如为降低患者病耻感水平,使他们能够接纳自己,回归正常生活而举办病友联谊活动等。

4. 针对性

护理措施应有针对性,它是针对护理诊断提出的原因而制订的,以保证护理目标的实现。否则可能出现护理措施没有错误,但却无法实现护理目标的状况。例如:针对肺炎患者的"清理呼吸道无效",护理目标是"3天后,服务对象能够咳出痰液",而护理措施却是"对患者进行如何预防肺炎相关知识的健康教育",以上措施就不是针对护理诊断原因的,是无法实现的护理目标。

5. 细致化

护理措施应具体且细致,其描述应明确时间、实施内容,以方便正确地执行及评价是否达到护理目标。例如:护理措施是严密监测服务对象的生命体征变化,则应该标明多长时间测量一次(如每隔1小时),不可以笼统描述为定时测量。制订具体的护理措施时可参考医疗记录,有异议时可通过协商达成一致;也可鼓励服务对象或家属参与制订护理措施,以增加服务对象的配合度,最大限度地保证护理目标的实现。

四、书写护理计划

▶ 在线课程6-4 护理计划

书写护理计划是将护理诊断、护理目标、护理措施和护理评价按一定的格式书写成文,是医疗病历中的主要组成部分。它体现了患者在整个住院期间病情的变化、实施的护理措施以及护理结果,便于护理团队和其他医疗团队的沟通,有利于提高护理质量及满意度。

　　为了缩短护理计划的书写时间,减轻护士的工作负担,目前临床多采用护理信息系统,生成标准护理计划,如奥马哈系统。而标准护理计划是根据临床经验,罗列出在一个特定的护理诊断下,服务对象所需的共性护理计划,护士只需在一系列护理诊断中勾出与服务对象相关的护理诊断,然后再根据服务对象的具体病情,增减相应护理诊断即可,由此而生成个性护理计划。如此,可避免护士牵强套用护理诊断,使护理计划缺乏针对性,计划与措施脱节等。护理计划为患者提供全面护理的同时,规范了护士的护理记录,并为以后的护理工作提供了循证依据,也为后续的学术研究和教育提供了有益的信息。

　　📖 拓展阅读6-7　护理计划单

第五节　护理实施

　　护理实施(nursing implementation)是护理程序的第四个步骤,实施护理计划以解决护理问题,并可以验证护理措施是否切实可行。为保证护理计划顺利进行,使服务对象获得高质量的护理。实施阶段,需要护士具备扎实的专业知识、娴熟的操作技能以及良好的沟通能力等。

一、护理实施的过程

　　护理实施过程通常在护理计划之后,但针对急危重症患者,应立即采取紧急救护措施,然后再补充完整的护理计划。

(一)实施前准备

实施护理计划前,护士应思考以下五方面问题。

1. 做什么(what)

再次评估服务对象目前的情况,回顾已制订好的护理计划,保证计划内容安全可行且适合服务对象。针对多个护理措施,可思考将某几个组织起来,这样做到一次接触患者,便可以根据计划有序地执行数个护理措施。

2. 谁去做(who)

确定护理措施是护士自己做,还是由其他医务人员做或者由服务对象及家属参与完成。

3. 怎么做(how)

在实施护理时应考虑将采取哪些护理技术和技巧,并回顾技术操作、仪器操作的过程;另外,也需考虑在实施护理过程中服务对象不配合或出现意外时应如何沟通及应对。

4. 何时做(when)

根据服务对象的具体情况,选择执行护理措施的时间。例如:实施常规静脉输液时,选择在服务对象就餐后。

5. 何地做(where)

根据具体情况选择实施措施的场所。例如:当服务对象无法离床时,实施更换敷料选择在床旁,注意保暖及隐私保护。

(二) 具体实施过程

(1) 依据护理计划,组织相关护理措施,逐一落实。

(2) 执行医嘱,保持医疗和护理的协调配合,同时指导服务对象及家属共同参与。

(3) 耐心解答服务对象及家属咨询的问题。

(4) 严密观察病情,处理突发急症。

(5) 及时评价护理的效果,以便随时调整。

(6) 随时收集资料,动态评估服务对象,及时补充和修正护理计划。

(7) 与其他医务人员保持良好的关系,做好交班工作。

二、护理实施的方法

1. 操作

操作:即护士运用各种护理措施所需的护理技术来执行护理计划,如留置胃管、静脉穿刺、导尿等。

2. 管理

管理:按照护理计划组织护理措施,安排合适的人员执行,使护理活动能够最大限度地发挥护士的作用,使患者最大限度地受益。观察护理对象病情的改变,团队合作解决护理问题,应对突发状况,随机应变。

3. 咨询

咨询:针对服务对象及家属关于疾病和康复问题的疑惑,护士需要及时做出解答,打消其心理顾虑;同时,需利用合适的沟通技巧为其提供心理支持,以实现促进健康。

4. 指导与教育

指导与教育:运用沟通技巧评估患者的情况,根据服务对象对健康信息的需求,针对性地为服务对象及其家属进行病因、治疗、护理、预防等方面知识的教育;指导服务对象或其家属学会必要的自我护理,方便出院后的居家护理。

5. 记录并报告

记录并报告:及时、详细、规范地记录护理计划的执行情况,并向医生报告患者出现的身心反应、病情的进展情况。

三、护理实施的记录

护理记录是护士对其所执行的护理措施以及执行过程中所观察到的问题进行记录。它是其他医务人员了解该服务对象情况的重要途径。做好护理记录可以保存重要资料,为下一步治疗和护理提供可靠的依据,同时它也是重要的法律文书。因此,护理记录要求客观真实、及时准确、完整且应使用专业术语来反映服务对象的健康问题及进展状况。

1. 护理记录的内容

护理记录的内容主要包括服务对象的健康问题、制订的护理计划、实施护理措施后服务对象和家属的反应、护士观察到的效果以及对服务对象护理效果的评价。

2. 护理记录的方法

根据护理记录的要求以及临床实际操作,文字叙述式使护士每天书写护理文书时间占比长,已逐渐少用,护理记录的方法也在不断优化。目前临床沿用的护理记录方法有多种,主要有问题导向式记录表格、要点记录表格、系统记录表格。

(1) SOAPIE 格式:属于以问题为导向的表格式记录,按照主观资料(subjective data)、客观资料(objective data)分析(analysis)、计划(plan)、干预(intervention)、评价(evaluation)的格式进行记录(见表6-2)。

表6-2 SOAPIE 记录格式

SOAPIE	记录内容
S	来源于服务对象或家属对健康状况描述的资料
O	检查者通过体格检查、实验室检查等获取的资料
A	护士对收集的主客观资料进行比较、分析、整理后的资料
P	即将对服务对象所实施的护理计划和护理措施
I	实际实施的护理措施
E	护理措施实施后,评价护理效果以判断是否达到护理目标

(2) DAR 格式:属要点记录表格式,记录包括资料(data)、措施(action)、反应(response)。不同于问题导向格式,DAR 格式强调记录要点,记录的要点可以是某一部分。例如:服务对象目前所关注的护理问题、通过实施护理措施后服务对象的健康状况或行为得到改变或实施过程中发生的有意义的事情。

(3) PIE 格式:是一种系统记录护理过程和护理诊断的方法,即问题(problem)、干预(intervention)、评价(evaluation)系统记录表格。

(4) PIO 格式。SOAPIE、DAR、PIE 格式的记录方式在西方国家已被护士广泛推广使用。在我国多采用 PIO 格式记录(见表6-3),该格式也属于问题导向式。

表 6-3 PIO 格式护理记录

姓名:刘＊＊ 性别:男 年龄:55 岁 科室:胸外 病房:3 床号:1 ID:20201221

日期	时间	护理记录	护士签名
	14:30	P:急性疼痛 与胸部组织损伤有关	
2020-12-22	14:30	I:(1) 协助或指导服务对象在咳嗽、咳痰时用双手或软枕按压患侧胸壁,减轻震动产生的疼痛 (2) 遵医嘱给予镇痛药	张＊＊
	18:30	O:疼痛评分 3 分,服务对象自述疼痛感降低	赵＊＊

其中 P(problem)代表护理对象的健康问题,通常采用护理诊断描述。I(intervention)代表干预措施,是指护士为解决患者的问题而采取的措施。记录要精简、具体、量化,如吸氧要记录具体的流量。O(outcome)代表结果,实施护理措施后的效果。评价效果时应及时,若该护理问题短时间内无明显改善时,可分阶段评价。经反复临床实践改良,该种记录方法能动态反映患者健康问题的进展情况,可保证护士按护理程序的方法进行工作,也便于管理者进行质量考核。有时,简化为 PO 格式。

第六节 护 理 评 价

护理评价(nursing evaluation)是继护理评估、诊断、计划、实施以后护理程序的最后一个步骤。是在规定时间内,将执行护理措施后服务对象的健康状况与护理计划中的目标进行比较,并对护理效果做出判断的过程。

但实际上并不是到最后阶段才能进行评价的,它贯穿于护理程序的全过程。护理评估阶段,需要评价服务对象当下的资料和之前的相比是否有变化,通过不同途径采集的资料内容间有无矛盾;护理诊断阶段,需要评价所做出的护理诊断是否有足够的资料支撑;护理计划阶段,需要评价所确定的护理目标是否准确,护理措施是否有可行性和针对性;护理实施阶段,需要评价实施护理措施后服务对象的反应,从而判断护理计划是否适合服务对象的需求。

所以,护理评价是有计划地持续收集、整理并分析服务对象的资料,运用评判性思维做出判断。通过评价,可以发现新问题,做出新的诊断和计划,或对以往的计划进行修改,从而使护理程序循环不断地进行下去。

一、护理评价的目的和意义

1. 了解服务对象对健康问题的反应

护理的主要功能是帮助服务对象处理对健康问题的反应。护士通过护理评价,可以了解服务对象目前的健康状态,以及生理、心理和行为表现是否向有利于健康的方向发展。

2. 验证护理效果

通过护理评价可以更好地了解实施各项护理措施后,服务对象的需求是否满足,健康问题是否解决,确定护理效果是否达到护理目标。

3. 调控护理质量

护理评价反映护理运行情况、护理质量、护理的经济效益,以达到对护理过程的客观评价。护理评价是护理质量调控的重要方法。护士通过对护理工作的自我评价,接受护理同仁和护士长或护理部主任的评价等,不断改进护理服务内容和方法。通过对护理运行过程的监测,分析问题产生的原因,提出解决的办法,最终以达到提高护理质量为目的,从而帮助管理者和实践者总结相关经验,使护理服务能更切合实际,效率更高,效果更好。

4. 为确定计划提供依据

护理评价可以了解护理诊断是否正确,预期目标是否可行,护理措施执行情况及各种护理措施的优缺点等,护士通过对护理评价的记录,为科学制订护理计划提供依据。

二、护理评价的过程

1. 建立评价标准

护理计划阶段所确定的护理目标可作为护理效果评价的标准,也就是判断护理效果是否达到护理目标。护理目标可指导护士确定评价阶段所需收集资料的类型,并提供判断服务对象健康与否的标准。如"护理目标是患者手术前能学会踝泵运动""乳癌术后 4 天,患者能够利用术侧上肢刷牙"等,根据以上护理目标,护士能够准确无误地收集护理评价所需的资料。

2. 收集资料

为评价护理目标是否实现,护士可通过交谈、观察、检查服务对象或与服务对象家属交流等方法收集与服务对象当下的健康状况相关的主客观资料,将收集到的资料与护理目标进行比较,确定已知的护理问题是否得到改善。值得注意的是,护理评价所收集资料的方法与第一步骤的护理评估一致,但两者的目的却有本质的不同。护理评估收集的资料是同正常值做比较,而护理评价收集资料则是与护理目标做比较。

3. 评价是否达到护理目标

执行护理措施后,将服务对象当下的健康状况与护理目标中预期的状况进行比较,列出实施护理措施后服务对象实际行为或反应的变化。判断预期护理目标的实现程度,可分为 3 种:①预期护理目标完全实现;②预期护理目标部分实现;③预期护理目标未实现。评价后,评价者需要将评价结果做记录。如预期护理目标为:2 个月后,服务对象体重减轻 5 kg;2 个月后的评价结果为:服务对象体重减轻了 5 kg——预期护理目标完全实现,或服务对象体重减轻了 3 kg——预期护理目标部分实现,或服务对象体重未减轻或增加了 2 kg——预期护理目标未实现。

4. 分析原因

护士对目标部分实现或目标未实现的原因进行分析,可从以下几个方面考虑:

(1)收集的资料是否准确、真实、全面。

(2)排列的护理诊断是否正确,是否严格按照排序原则进行,确定的相关因素是否准确,合作性护理问题和潜在护理问题是否混淆。

(3)制订的护理目标是否合适、具体、切实可行。若护理目标超出护理专业范畴或超出护士/服务对象能力也会使护理目标无法实现。

(4)护理措施是否恰当并得到有效实施。如护理诊断:"清理呼吸道无效,与肺不张有关",护理目标是"5 天后,患者顺利咳出痰液"。若护理计划中缺失"指导患者进行深呼吸、有效咳嗽"这一护理措施,则护理目标难以实现。

(5)服务对象及家属是否积极配合。

(6)服务对象病情是否发生变化或出现新的护理问题。

5. 对服务对象健康问题重新评估后做出新的调整

(1)停止:针对预期护理目标全部实现的护理诊断,停止执行相应护理措施。

(2)继续:护理问题得到一定程度的改善,但依旧存在。若预期护理目标与护理措施合适,则继续执行计划。例如:"胆囊结石的患者术后第 2 天可在家属搀扶下行走100 米"的预期护理目标,虽然术后第 2 天患者并未实现在家属搀扶下行走 100 米的预期目标,但该目标正在实现过程中,可以继续执行该护理计划。

(3)排除或取消:对原先认为可能存在的护理问题,最后并没有发生,通过进一步收集资料分析验证,能排除的,应予以取消。例如:潜在的护理问题"患者断肢再植的肢体术后有废用综合征的危险",经过护士的指导,患者循序渐进地功能锻炼,2 个月后患者患侧肢体并未发生废用综合征,则该护理问题可取消。

(4)修订:预期目标部分实现或未实现,则应对护理诊断、目标、措施中的不恰当处进行修改。例如:护士制订的预期护理目标为"脊柱骨折的服务对象术后 2 周能够自主排尿";而术后 2 周,服务对象仍不能自主排尿,需要借助间歇性导尿才能排出尿液。那么,护士应该调整护理目标为"术后 3 周,服务对象能建立膀胱反射性排尿功能"。

(5)增加:由于护理对象的病情在不断地变化,在解决问题的过程中新的问题也会出现。评价过程中,从收集的资料中发现患者出现了新的护理诊断,应将新的护理诊断以及预期目标、护理措施及时加入护理计划中。

三、护理评价的时间

护理评价贯穿于护理程序的全过程,按时间分为以下几类。

1. 及时评价

及时评价是护士实施护理程序的每一个步骤或每一项护理措施后,根据服务对象的反应及病情变化进行评价。

2. 阶段评价

阶段评价是主管护士进行了一个阶段工作之后进行的评价。例如:同级护士互评、护士长的定期查房等。

3. 终极评价

终极评价是服务对象出院、转科或死亡后的总体评价。

拓展阅读 6-8 NANDA 护理诊断一览表(2018—2020)

数字课程学习

○导入案例解析 ○教学 PPT ○复习与自测

(杨敏,谢渊)

第七章 健康教育

章前引言

　　随着人们生活水平的提高,民众对健康的需求愈发强烈,怎样保持身体健康? 如何衣食住行才能健康? 诸如此类与健康方式有关的问题,逐渐成为民众热议的话题。面对迫切的健康需求,如何帮助人们认识危害个体健康的环境因素以及正确促进健康的方式、方法逐渐成为医学专业不可不去承担的社会责任。对于一名即将从事公共卫生事业的护理专业学生而言,掌握健康教育"理论、知识、方法",通过科学的健康教育程序使之达到促进全民健康、预防疾病的目的也是社会赋予护理人员的责任和担当。

· 学习目标 ·

1. 阐述健康教育的概念。
2. 列出健康教育的程序。
3. 理解各类健康教育模式的主要观点和内容。
4. 运用多种健康教育方法开展健康教育活动。

思维导图

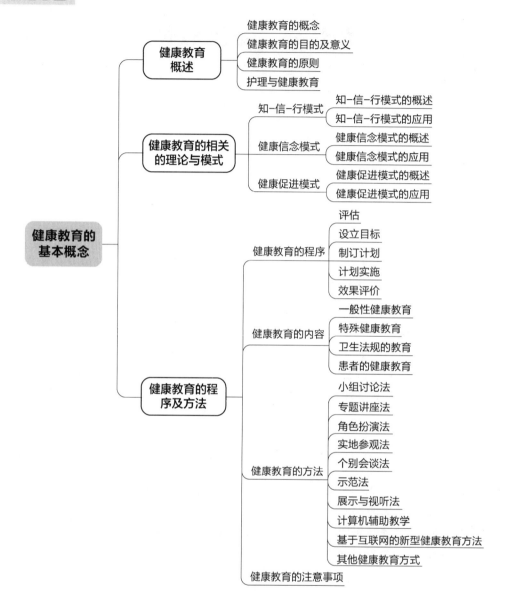

案例导入

小李,男,19岁,某中学高三复读生。近期因反复头痛、失眠、精力涣散、情绪低落于当地县人民医院就诊,被诊断为神经衰弱。医生在展开详细的询问过程中了解到,小李在学习成绩不够理想的情况下时常熬夜,伴随长期焦虑情绪。坐诊医生和门诊护士立即对其健康行为进行分析,并从健康教育模式为切入点为其提供合理指导,叮嘱家属积极配合参与治疗,在后续的几次复诊过程中小李病情逐步好转。

问题:

门诊医生和护士是如何对小李进行健康教育的?

第一节　健康教育概述

▶ 在线课程7-1　健康教育

健康教育是一项以提高全民健康水平为目的的教育活动和社会活动,是促进健康的组成要素之一。系统掌握健康教育相关知识,增强护士的健康教育能力,对提高护理能力和水平有重要的意义。

一、健康教育的概念

健康教育(health education)是通过研究、传播保健知识和技能来引导人们形成健康行为、消除危险因素和促进健康的一门科学。世界卫生组织(WHO)在 1999 年第十四届世界健康大会报告中提出,"健康教育是一种崭新的科学文化,它的着眼点是如何促使人们建立和形成有益于健康的行为和生活方式,以消除危险因素,更好促进和保护人民群众的健康"。可见,健康教育是利用多学科理论,包括预防医学、传播学、行为学、心理学、教育学等,通过信息传播和行为干预,帮助个体和全体掌握卫生保健知识、树立健康观念,自愿采纳有利于健康的行为和生活方式的教育活动与过程。健康教育是一种有计划、有组织、有评价的、系统化的教育活动和社会活动,通过传播、教育、干预等手段以达到个体或群体形成健康的行为和生活方式的活动。

▶ 拓展阅读7-1　健康教育的四个发展时期
　拓展阅读7-2　健康教育和健康促进在建设"健康中国"中的作用

二、健康教育的目的及意义

健康教育的目的是改变人们的不健康行为。通过健康教育,改变不利于健康的行为,进而消除或减轻影响健康的危险因素,预防疾病,促进健康和提高生活质量。

1. 健康教育是实现初级卫生保健的需要

初级卫生保健是实现"21 世纪人人享有卫生保健"这个全球卫生战略目标的基本途径和基本策略,而健康教育则是作为《"健康中国战略 2030"规划纲要》中的关键策略。

2. 健康教育是医学发展的必经之路

随着人们对健康的不断探寻,医疗的任务不再局限于疾病的治疗和预防,应该同时担任着健康促进的责任;激发人们促进健康的意愿,帮助民众掌握促进健康的知识和技能。

3. 健康教育可以提高医疗效益

通过改变人们不健康的生活方式,发挥健康教育的经济性意义,如戒烟、健康饮食、身体锻炼就可有效预防慢性非传染性疾病,从而降低医疗费用的支出占比。

三、健康教育的原则

1. 科学性

健康教育的内容必须有科学依据,引用数据必须真实有效,即时摒弃过时的理论并注意新的科学研究结果。实施者必须以严谨、科学的态度进行健康教育。

2. 可行性

健康教育必须建立在符合当地的经济、社会、文化及风俗习惯的基础上,否则难以达到预期的目的。许多不良行为与生活习俗、文化背景、经济条件、卫生服务等都有关系,如居住条件、饮食习惯、工作条件、市场供应、社会规范、环境状况等。因此,健康教育必须考虑到以上制约因素,以制订切实可行的健康教育方案,进而促进健康教育目标的实现。

3. 针对性

学习者的年龄、性别、健康状况、个性、嗜好、学习能力等有一定的差别,对卫生保健知识的需求也不尽相同。因此,在实施健康教育计划之前,应进行全面的评估,针对性地制订健康教育计划。在实施健康教育时,除了根据教育目标选定不同的教育策略外,还应根据不同人群的特点采用不同的教育方法,设计与年龄、性别、爱好、文化背景相适宜的教育活动。

4. 启发性

健康教育不能依靠强制手段,而应通过启发教育,鼓励与肯定行为的改变,让人们理解不健康行为的危害性,形成自觉的健康意识和习惯。为提高健康教育的效果,可采取多种教育方式。例如:采用生动的案例,组织同类患者或人群交流经验和教训,其示范和启发作用往往比单纯的说教效果更好。

5. 规律性

健康教育要按照不同人群的认识、思维、记忆规律,由简到繁、由浅入深、从具体到抽象地进行。在安排教育活动时,注意每次学习活动应该建立在上一次学习的基础之上,一次的学习内容不宜安排过多,逐渐累积才能达到良好的教育效果。

6. 通俗性

健康教育应采用学习者易于接受的教育形式和通俗易懂的语言,避免过多地使用医学术语。如面对老年人讲解健康知识时,可使用形象生动的比喻和当地语言习惯的方式表达。

7. 直观性

形象直观的健康教育可以将抽象的知识用灵活的手段展现。运用现代技术手段,如影像、幻灯、动画、照片，甚至实物等可以生动地表现教育内容，有利于提高人群的学习兴趣和对知识的理解。

8. 合作性

健康教育活动不仅需要学习者、教育者以及其他健康服务者的共同参与，也需要动员社会和家庭等支持系统的参与，如父母、子女、同事、朋友等的支持参与，以帮助学习者采纳并养成健康的行为习惯。合作与支持系统运用得越好，健康教育的目标越容易实现。

9. 行政性

健康行为并非完全是个人的责任，还需政府部门的领导与政策支持，以推动全民健康促进活动。如果没有一个有凝聚力的领导机构，健康促进的使命难以实现。

四、护理与健康教育

护理的重要职责是预防疾病，促进健康、维护健康和恢复健康，在健康教育中护理同样有着举足轻重的作用。

（一）为服务对象提供有关健康的信息

护理人员在护理活动中，根据人群的不同特点和需要，为其提供有关预防疾病、促进健康的信息，唤起人们对自身及社会的健康责任感，使其投入到健康教育和健康促进活动中，提高群体的健康意识。

（二）帮助服务对象认识影响健康的因素

护理人员通过健康教育，能帮助人们认识危害个体健康的环境因素及不良的行为和生活方式。例如，可控的危险因素：吸烟、喝酒、不良生活习惯和行为等，根据个体、家庭和人群的具体情况，有针对性地教育人们保护环境，鼓励他们保持健康的生活方式和行为，提高人群的健康素养。

（三）帮助服务对象确定存在的健康问题

通过对个人、家庭、社区的全面评估，护理人员帮助服务对象识别现存和潜在的健康问题，通过健康教育，帮助服务对象解决问题，恢复和保持健康。

（四）帮助服务对象制订促进健康的计划

护理人员根据服务对象的不同特点，现存的健康问题及需求，解决优先问题，制订目标及健康促进计划。

（五）指导服务对象采纳健康的行为

通过健康教育，为服务对象提供有关卫生保健的知识和技能，帮助他们解决身心健康问题，从而提高人群自我保健能力。如教会妇女乳房自检的方法，教育儿童如何预防近视和正确刷牙等。

（六）开展健康教育的研究

健康教育是涉及多门学科的交叉领域，在我国还是一门年轻的学科，需要不断地完善和提高。在进行健康教育的实践过程中,需注意科学性研究,针对不同人群、不同地域等对健康教育的内容、方法与手段加强研究。如患有不同疾病的人群健康教育,城市、农村、学校等不同地区的健康教育,不同职业人群的健康教育,不同人生阶段(幼儿、青少年、青年、中年及老年人)的健康教育。

第二节　健康教育的相关理论与模式

健康教育相关理论和模式是健康教育活动的指南,可帮助理解、分析行为变化的过程,是评估健康需求、实施健康教育计划、评价健康教育结果的理论框架。各国学者提出了多种健康教育的理论和模式,应用较多且比较成熟的理论模式有知-信-行模式、健康信念模式、健康促进模式等。

一、知-信-行模式

(一) 概述

知-信-行模式(knowledge attitude/belief and practice model,KABP/KAP model),即知识、态度/信念和行为的简称,是有关行为改变的模式之一,是用来解释个体知识和信念如何影响健康行为改变的常用模式。该模式由美国哈佛大学学者梅奥等人于19世纪60年代在心理学基础上,综合刺激理论和认知理论而提出的,重点阐述了知识、信念和行为之间的递进关系。

知-信-行模式将人类的行为改变分为获取知识、产生信念及形成行为三个连续过程。

1. 知

知即知识和学习,主要是指对疾病相关知识的认知和理解。

2. 信

信是指信念和态度,主要是指对已获得的疾病相关知识的信任,对健康价值的态度。有了信,人们才会积极探索与寻求相关知识,知识的内化又会强化信念,促使态度的改变。

3. 行

行即行为改变,主要指在健康知识、健康信念和态度的动力下,产生的有利于健康的行为。

知-信-行理论模式认为,知识是行为改变的基础,信念和态度是行为改变的动力,健康的行为是行为改变的目标。只有当人们获得了有关的健康知识,并对知识进行积极的思考,具有强烈的责任感,才能逐步形成信念;知识只有上升为信念,才有可能采取积极的态度去改变行为。

（二）知-信-行模式在健康教育中的应用

该理论简单明了，逻辑性强，便于理解应用，是一套较为成熟的模式，图7-1为预防慢性支气管的健康行为模式。

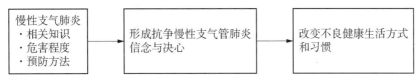

图7-1 预防慢性支气管的健康行为模式

综上所述，知-信-行模式可以指导健康教育工作者着眼于向服务对象传播健康知识和改变健康信念，帮助其形成正确的健康知识，培养其良好的健康信念，并愿意主动采取积极的预防性措施，以达到预防疾病的目的。但在现实的健康教育中，知识转化为行为是一个非常复杂的过程，在进行健康教育时，教育者应当着重关注信念确立和态度改变这两大步骤，因为知、信、行三者虽然存在因果关系，但没有必然的联系。因此，如果没有强烈的态度转变作为前提，实现行为转变的目标也可能会失败。

二、健康信念模式

（一）概述

健康信念模式（health belief model，HBM）是解释或预测个人信念如何影响行为改变的常用模式，尤其适用于分析依从性行为的影响因素和健康教育的实施。

📖 拓展阅读7-3 健康信念模式的形成

健康信念模式主要由四部分组成，即对疾病威胁的认知、自我效能、提示因素、影响及制约因素。

1. 健康信念

健康信念即对疾病威胁的认知和观点，如何认识疾病的严重程度及易感性，如何认识采取预防措施后的效果及采取措施所遇到的障碍等，即对健康的信念。人的健康信念通常会受以下4种认知程度的影响：

（1）对疾病易感性的认知（perceived threat）：是指行为者在对疾病的发病率、流行情况有一定了解后，对自己患某种疾病或陷入某种疾病状态可能性的判断；感知越强，越容易采取预防行为，反之则不容易采取预防行为。如肺癌、慢性阻塞性肺疾病、卒中等与慢性疾病有关，年轻人对此易感性和感知度低，容易忽视。

（2）对疾病严重程度的认知（perceived severity），即对疾病可能产生的医学和社会学的严重后果的认识程度。若认为疾病会影响工作生活，越相信疾病可能带来的后果，越会采取健康行为。

（3）对采取健康行为获益程度的认知（perceived benefits）也称有效性，即相信采纳某种健康行为或放弃危害行为后,对预防某种疾病有益。如相信吸烟是导致肺癌的主要原因,远离吸烟对预防肺癌是有用的。

(4) 对采取健康行为障碍的认知(perceived barriers),即感知到对采纳医务人员建议的行为过程中可能会遇到的困难与问题,包括身体、心理、时间花费、经济负担等各种障碍。如在减肥漫长的过程中,会遭遇美食诱惑、意志力、控制力等考验。

通常人们对某一疾病的易感性及严重程度认识越深,对健康行为的益处信念越强,则采纳健康行为的障碍越少,个体采纳健康行为的可能性就越大。

2. 自我效能

自我效能(self-efficacy)是一个用来描述个人相信自己在某种行为问题上执行能力的术语,是个体自己对自我有关能力的感觉。

自我效能是个人对自己控制内外因素而成功采纳健康行为能力的正确评价和判断,即是否相信自己有能力控制自身和外在而成功采纳健康行为。自我效能高即自信心强,采纳建议、采取健康行为的可能性就大。

3. 提示因素

提示因素(cues to action)即行动的线索或意向,是指促使或诱发健康行为发生的因素。包括他人的提醒、报纸杂志的宣传、同事或朋友的患病等。提示因素越多,人们采纳健康行为的可能性越大。

4. 影响及制约因素

影响和制约采纳健康行为包括人口学及社会心理学因素,如年龄、性别、民族、人格、社会压力、文化程度、职业等。不同特征的人采纳健康行为的可能性不同,一般教育程度高及社会地位高、老年人、曾经患过该病的人会较愿意采取医护人员建议的预防性行为。

(二) 实践应用

健康信念模式是基于信念可以改变行为的逻辑推理,常用于促进健康相关行为改变的模式,以预防艾滋病的健康行为模式建立为例,如图 7-2 所示。

信念是人们接受劝导、改变不健康行为,并采纳健康行为的基础。增强人们的健康信念,可使人们愿意主动采取积极的预防性措施,从而达到防治疾病的目的。但在实际生活中,某些行为和影响非常复杂,具有信念的人不一定能改变自身的行为,应当增强被教育者的自信和毅力才能最终促成其行为改变。

三、健康促进模式

(一) 概述

健康促进模式(health promotion model,HPM)由美国护理专家诺拉·潘德(Nola J. Pender)于 1982 年首次提出,后经过不断发展,逐渐形成了由 3 个组、共 10 个类别的系统性理论。健康促进模式参考了期望价值理论和社会认知理论的架构,整合了护理

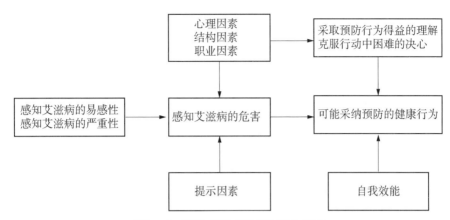

图 7-2　预防艾滋病的健康行为模式

学和行为科学的相关知识，为健康促进行为的影响因素提供了理论框架。

1. **个人特征及经验**

个人特征及经验包括先期相关行为和个人因素两个类别。①先期相关行为是指过去相同或相似的行为以及这些行为的特征，可作为目前行为预测的指标。②个人因素则包括生理（如年龄、性别等）、心理（如自尊、自觉健康状况等）和社会文化（如种族、文化程度、社会经济地位等）三个方面。

2. **特定行为认知及情感**

特定行为认知及情感是该模式中最主要的激励部分，由认识到行动的益处、认识到行动的障碍、认识自我效能、行动相关情感、人际影响及情境影响共同组成重要的核心。其中认识到行动的益处、认识到行动的障碍和自我效能与健康信念模式中所阐述的三个对应因素（即对采取健康行为获益程度、障碍的认知、自我效能）类似。行动相关情感是指个体行为会受到行为本身、实施者、周围环境有关情感的影响，分为积极情感和消极情感两种。这些情感常会影响到行为再次发生和发生的频率，当个体面临的消极情感越多，越不容易再次重复该行为。人际影响是他人对个体健康行为、信念或态度等的影响，影响的主要来源为家人、同事、朋友、医护人员，内容包括规范、社会支持和榜样。每个人受到影响的来源及程度有所不同。情境影响可包括居住环境的设施及资源、个体的需求意愿及审美观点等。这些特定行为认知及情感因素包括社区和社会在健康促进中的作用和影响方式，可由护理活动来修正，进而影响健康促进行为，护理行为可使个人认识到行为的预期效果而产生特定的健康行为，也可通过改变个人对健康行为活动的相关情感，促进其认识自我效能，排除行动的障碍从而达成健康促进行为的实现。

3. **行为结果**

行为结果包含允诺行动计划、即刻竞争性需求和喜好以及健康促进行为。允诺行动计划，是指个体承诺采取某种健康行为并做出计划，包括对行动事件、地点等内容的允诺。即刻竞争性需求和喜好是指各种减弱允诺行动的突发情况，个体的行动计划越具体,健康行为维持的时间越长,而加班、与朋友聚会等即刻竞争性需求和喜好则会减弱允诺行动对健康行为的作用。

健康促进行为是健康促进模式的最终目标,包含个人特征及经验、特定行为认知、行为结果中各类因素共同影响着个体是否养成健康促进行为,并将其整合到生活方式之中。

(二)健康促进模式在健康教育中的应用

健康促进模式较全面地阐述了影响健康促进行为的因素,同时突出了评估相关因素在健康教育中的重要性,是护理健康教育常用的理论基础之一。此模式中的健康促进行为影响因素可用来解释生活方式或探究特定的健康促进行为,评估服务对象对健康行为的认识及从事健康促进行为的意愿,识别阻碍及促进其采取健康行为的因素,从而为制订健康教育方案提供实证支持。

第三节　健康教育的程序和方法

健康教育是项复杂的、系统的教育活动,健康教育工作的成效与组织、管理、实施等各个环节息息相关。必须采用合理的方法,遵循一定的规律和原则,才能达到最佳的教育效果。因此,学习健康教育的程序、内容及方法有助于护士在工作中为服务对象提供更为优质的健康教育。

一、健康教育程序

健康教育是一项系统工程,是一个连续不断的过程,包括评估学习需要、制订教育目标、制订实施计划、实施教育计划和评价教育效果五个步骤。

(一)评估学习需要

评估是为了了解学习者的学习需求、学习状态、学习能力及学习资源,是制订健康教育目标和计划的先决条件。

1. 评估学习者的需求及能力

在健康教育前了解学习者的年龄、性别、爱好、受教育程度及学习需求,全面评估学习者对健康知识和健康技能的掌握程度,有计划性地根据不同情况安排教育活动的开展。

2. 评估学习资源

学习资源包括实现健康教有目标所需的时间、参与人员、硬件设施等(如活动场地、投影)等。

3. 评估准备情况

教育者在为服务对象提供健康教育前,应在对自身的健康教育有准备的情况下进行评估，如计划是否周全、备课是否充分、对象是否了解及教具是否齐全等，以指导自身做好充分的准备。

（二）制订健康教育目标

健康教育的总体目标是一项重要内容，明确、具体、可测量的健康教育目标是制订干预策略和活动的前提。健康教育者应该根据个人或群体的不同情况、学习能力及愿望、学习条件等制订合理的健康教育目标，须遵循以下原则。

1. 可行性和针对性

制订健康教育目标时应根据学习者的意愿、知识掌握程度、学习接受能力、硬件实施条件等情况考虑，制订符合学习者需要并切实可行的目标。

2. 具体、明确、可观测

健康教育目标的书写应表明具体需要改变的行为，以及要达到健康教育目标的程度及预期时间等，健康教育目标越具体、明确、可测量，越具有指导性。

3. 以学习者为中心

健康教育目标的书写应以学习者为中心，清楚表明健康教育的具体对象。尊重学习者的意愿，共同探讨参与健康教育目标的制订，充分调动其主观能动性以取得良好的教育效果。

（三）制订实施计划

计划是为了实现健康教育目标而事前对措施和步骤做出的部署。一个好的计划是实现目标的行动纲领，也是一种协调，使繁杂的工作变得有序；也可以高效地利用各种资源，应对不确定性和变化的挑战。在拟订健康教育计划时，应注意以下问题。

1. 明确实施健康教育计划的前提条件

制订健康教育计划时应根据健康教育目标，列出实现健康教育计划所需的各种人力、物力等资源，考虑到可能遇到的问题和阻碍，找出相应的解决办法，确定健康教育计划完成的日期。

2. 将健康教育计划书面化、具体化

健康教育计划应有具体、详细的安排，对每次教育活动应参加的人员，教育地点及教育环境，内容、时间、方法、教育所需要的设备和教学资料都应制订详细的计划。

3. 完善和修订健康教育计划

完成健康教育计划初稿后，进一步调查研究，提出多种可供选择的方案，最好邀请有关组织和学习者参与修订，经过比较分析，确定最优或最满意的方案，使计划实施更加切实可行。

（四）实施健康教育计划

实施是将科学的计划付诸行动的过程，是目标得以实现，获得预期效果的重要保证。在实施计划前，应对实施健康教育计划的人员组织相应的培训，使他们详细地了解健康教育的目标、计划和具体的任务。在实施计划过程中，各部门及组织之间密切配合和沟通,控制实施质量,根据需要对计划进行必要的调整,以保证计划的顺利进行。健康教育计划完成后,应及时进行总结。

(五) 评价教育效果

评价是一个连续的过程,贯穿"计划-执行-评价"的始终,是保证健康教育计划成功实施并取得成效的重要保障。根据评价结果可及时修改和调整健康教育计划,改进教育方法,以取得最佳的教育效果来满足人群的健康需要,并为以后的教育活动计划及决策提供依据。

健康教育评价包括过程评价、效果评价、效应评价。评价的内容包括:是否达到教育目标,所提供的健康教育是否为人群所需要,教育目标及计划是否切实可行,执行教育计划的效率和效果如何,是否需要修订教育计划等。

二、健康教育的内容

在护理工作中的健康教育主要包括一般健康教育、特殊健康教育、卫生法律法规的教育及患者的健康教育等方面。

(一) 一般健康教育

一般健康教育是为了帮助人群了解增强个人及群体健康的基本知识,促进其采取健康行为。其内容包括个人卫生、合理营养与平衡膳食、疾病防治知识及精神心理卫生知识等。例如:世界卫生组织提出健康的四大基石分别为合理膳食、适量锻炼、戒烟限酒和心理平衡。护士开展相关的健康教育,可帮助人群了解四大基石的具体内涵,指导人们建立科学、健康的生活方式,以预防慢性非传染性疾病,维护身心健康。

(二) 特殊健康教育

特殊健康教育是针对特殊的人群或个体所进行的健康教育,包括妇女健康知识、儿童健康知识、中老年的预防保健知识、特殊人群的性病防治知识、职业病的预防知识及学校卫生知识等。例如:职业健康教育主要开展职业卫生与安全教育,让职工了解、识别其作业环境及在环境中可能接触到的各种健康危害因素,这些因素对健康的影响,控制危害因素的措施和自我防护方法等,促进其改变不良的作业方式,并重视职业心理健康教育。

(三) 卫生法律法规的教育

卫生法律法规的教育是帮助个人、家庭及社区了解有关的卫生政策及法律法规,促使人们建立良好的卫生及健康道德,提高居民的健康责任心及自觉性,使他们自觉地遵守卫生法规,正确、合理地利用卫生保健资源,维护个体权利,促进社会健康。

(四) 患者的健康教育

患者的健康教育包括门诊教育、住院教育和随访教育。门诊教育是根据门诊患者就诊过程设置的主要环节,针对患者的共性问题实施教育活动,包括候诊教育、随诊教育、门诊咨询教育、门诊专题讲座和门诊短期培训班等。例如：糖尿病的自我防护训练等。住院教育涵盖入院教育、病房教育及出院教育，旨在提高患者住院适应能力和自我保健能力。住院患者的健康教育应根据不同的病种和患病原因，以确定患者及家属的健康教育需求，设立相应的目标，以使患者及家属了解病情，积极地参与治疗护理，早日康复，预防疾病的复发。主要内容涉及多方面，诸如住院期间对患者进行心理指导、饮食指导、对患者及家属介绍住院规章制度及特殊指导（如术前指导、术后恢复指导、作息指导、用药指导、行为指导、复诊指导等）。

三、健康教育的方法

健康教育的方法有多种，教育者可根据教育的目的、教育对象的特点选择相应的方式。为提高健康教育的效果，在选择教育方法时应注意以下原则。

（一）选择健康教育方法的原则

1. 目的性

所选择的教育方法是实现教学目标的最佳途径。

2. 经济性

教育方法的选择必须充分地使用当地资源。

3. 实用性

教育方法的选择应符合学习者的社会文化背景，使学习者易于接受，满足学习者的需求。

4. 配合性

一种教育方法须与其他方法配合，以取得良好的教育效果。

（二）健康教育的具体方法

1. 小组讨论法

1）概念

小组讨论法是指针对学习者的共同需要或存在的相同健康问题，以学习者为互动主体，教育者加以引导，以小组或团体的方式进行健康信息的沟通及经验交流，通过让学习者主动探究健康教育内容，完成教育目标。

2）特点与适用范围

讨论法使学习的过程化被动为主动，通过师生之间的双向信息交流，调动学习者的积极性，激励学习者通过独立思考来获取知识，加深对问题的认识及了解，有利于态度或行为的改变。

3）实施要点

（1）讨论的主题和目标应明确。

（2）小组的人数要适宜，人数太少会浪费时间，人数太多会导致发言机会不够，一般以6~8人为宜。

（3）主持人既要积极引导，又不能过多占用话语时间。在气氛热烈时，引导学习者理性思考；气氛沉闷时，激发学习者的表达欲望；并注意关照不够积极、踊跃的学习者。

（4）鼓励每个参与者都公开、坦诚地发表个人意见，或倾听他人的观点，共同分享信息与经验。

（5）尽可能多地更换分组方法，确保学习者经常与不同的成员一起讨论，使学习者得到更多的学习锻炼机会。

（6）总结环节可继续采用讨论和归纳的方式，让学习者说出自己在活动中的经历和感受以及学到的知识和技能，以帮助教育者了解和巩固学习者的收获，同时也让学习者有机会提出问题和关注的事情。这个过程可能需要重复学习者已经提到的内容，但应特别注意强调重点、要点。是否需要对每项活动都进行同样程度的总结和归纳，可视具体情形而定，应该特别注意容易引起争论的问题，并在总结环节进行澄清、明确。

2. 专题讲座法

1）概念

专题讲座法是针对某个健康方面的问题以口头语言系统（课堂讲授的形式）向学习者传授知识的方法，以教育者分析综合、系统归纳、重点讲述为主。

2）特点与适用范围

专题讲座法是一种正式、传统和最常用的健康教育方式。特点是易于实施，可同时面对较多的学习者，施教者发挥主导作用，有利于理论知识的系统学习，因此广泛用于除儿童以外的各大小团体。缺点是内容具有强制性，缺乏学习者与讲授者之间的互动，不能与听众进行良好的沟通，且不能充分照顾听众的个体差异。

3）实施要点

（1）内容科学全面：讲授内容系统全面，重点突出，发人深省，不仅要让学习者收获知识，更要改变态度和信念。

（2）因材施教：了解学习者的情况，有针对性地备课。例如：可采用课前不记名测验了解学习者对拟授课内容的掌握程度，从而明确需要侧重讲解和纠正的知识点。

（3）适当运用辅助教具：如投影仪、PPT、板书、模型、图表等。

（4）注重讲授技巧：讲授要通俗易懂、便于理解，如选择与听众接近的人和事的生动案例，还要注意语速、语调、节奏，配合非语言手段，如手势、姿态等。

（5）及时反馈调整：注意观察学习者的反应及情绪，注意力是否集中，以便及时调整讲授的速度，并以提问等方式及时了解学习者对知识掌握的反馈。

3. 角色扮演法

1）概念

角色扮演法是指一种通过行为模仿或行为替代来影响个体心理过程的方法。通过拟订的现实生活片段，使教育内容剧情化，由学习者扮演其中的角色，使之在观察、体验和分析讨论中理解知识并受到教育。

2）特点与适用范围

这种方法提供了具体而有兴趣的学习环境,所有人员都可以参加整个过程。它可以用两种方式来进行,一种是预先准备好的角色进行扮演,参加扮演者通过面对面的操作、模仿和分析学习有关的健康知识及经验;另一种是自发式的角色扮演,预先不做准备,通过操作及模仿达到学习的目的。但是,由于角色扮演法是一种当众表演,需要有较强的参与意识,对于随和、性格外向者易于做到,而对于害羞、性格内向者,角色扮演则显得困难,可能使希望或预定表现的内容无法完全展现。此方法主要适用于儿童和年轻人。

3）实施要点

（1）角色扮演前:教育者需事先设计好事件的基本情境和角色描述。角色扮演的情景应为学习者熟悉的内容,情景设计必须具有目的性。例如:对不良诱惑如何说不?如何帮助有不良行为的人?

（2）角色扮演时:主持者应报告此项活动的目的与意义,并对剧情及有关的表演人员进行简单的介绍;角色扮演的程序角色扮演要有时间限制,一般为 1～3 分钟,最长不应该超过 10 分钟。

（3）角色扮演后:主持者可以引导参加人员讨论剧中的重点及内容,讨论的问题可以是:"某某在该情境下,为何有这样的反应""在角色扮演过程中有何感受、想法和影响""我们应该从表演中学到什么"等以使其了解相关的知识及原理。讨论部分为角色扮演的重点,通过讨论可以让有关人员真正获得有关知识。

4. 实地参观法

1）概念

实地参观法是指根据教育目的,组织学习者到实际场景中观察某种现象,以获得感性知识或验证已学知识的教育方法。

2）特点与适用范围

此种方法使学习者能在实际参观中增进对教育内容的了解,可刺激其寻找更多的学习经验,有利于提高学习者的观察技巧。例如:带领孕妇实地参观产房,以降低初产妇对分娩的恐惧。但这种方法容易受条件限制,由于所需的时间较多,有时不易找到合适的参观场所而无法实施。

3）实施要点

（1）做好参观的准备:应当事先到参观地进行实地考察,选择合适的参观地点,与参观单位沟通参观访问的事宜,全面了解各种需要注意的问题,并据此做好参观计划。

（2）指导参观的进行:参观前告知参观者参观的目的、重点及注意事项。参观时间要充分,允许学习者有时间提问。

（3）参观后讨论:参观后应配合讨论,加深学习强化,同时答疑解惑,以减少疑虑或恐惧。

5. 个别会谈法

1）概念

个别会谈法是指健康教育工作者根据学习者已有的知识经验,借助启发性问题,通过口头问答的方式,引导学习者比较、分析和判断来获取知识的方法。

2)特点与适用范围

个别会谈法是一种简单易行的健康教育方法,常用于家庭访视和卫生所的诊治前后。

3)实施要点

(1)会谈前:预先了解学习者的基本背景资料,如姓名、年龄、教育程度、家庭状态及职业等。

(2)会谈的环境:适宜的环节将更有利于交谈的进行;尽量选择安静、舒适的场所。

(3)提问有技巧,问题多样化:先从熟悉的问题做开场,增进彼此的信任感;提出的问题应该从简单到复杂,由表象到深入,具备一定的启发意义,对难度较大的问题应该一步步分开来解读,化繁为简;问题提出后应留给其思考的时间。

(4)做好归纳和总结:回答问题后都应该给出适当的评价和鼓励并在纸上留下关键词,也便于教育者有针对性地准备更深入的问题开展下一次教育活动。

6. 示范法

1)概念

示范法是指教育者通过具体的动作示范,使学习者直接感知所要学习的动作的结构、顺序要领的一种教育方法。即通过观察他人的行为,而学习或改变行为的过程。

2)特点与适用范围

示范法是一种建立于视觉和听觉的健康教育方法,教育者以一连串的动作示范使学习者理解某一现象或原理。示范通常包含动作、程序、技巧和知识,并且配合以相应的各种设备和教具。常应用于教授某项技术或技巧,有动作、程序、技巧和知识,如教会糖尿病患者注射胰岛素、教会新生儿家长为新生儿洗澡和抚触等技术。示范法常由教育者先对该项操作进行讲解,而后指导学习者进行练习。此法使学习者有机会将理论知识应用于实践或进行技巧示范,以获得某项技巧或能力。但有时受教学条件的限制,如场地受限或示教用具不足等。

3)实施要点

(1)注意示范的位置和方向:一般示范者站在学习者的正面与学习者的视线垂直,使全部学习者都能看得清楚,增加示范效果。

(2)示范动作:不宜太快,应将动作分解,让学习者能清楚地看到,在示范的同时,应配合口头说明,然后再示范。

(3)示范的内容:较复杂时,可事先利用视听教具,如用教学投影,说明操作的步骤及原理。

(4)示范的时间:安排一定的时间让学习者有练习的机会,示范者在旁指导。

(5)示范者在纠正错误时:切忌使用责备的口气,了解学习者所存在的困难,并详细说明错误的地方,注意给予鼓励和耐心的指导。

(6)示范结束时:让学习者表演或充当教师进行示范,便于了解和评价学习者掌握学习内容的程度。

7. 展示与视听法

1）概念

展示与视听法是以图表、模型、标本或录像、电视、电影和广播等视听材料作为载体向人们讲解健康知识与技能的方法。

2）特点与适用范围

此方法直观、生动，能激发学习者的学习兴趣，使其在没有压力及紧张的气氛中获得健康知识。图表、模型的展示可在农村、街道和病房等地，时间可长可短。视听教育法可针对个体开展教育活动，也可针对群体。但该法成本较高，需要一定的设备和经费作为保障。

3）实施要点

（1）图表、模型的展示：应配有通俗易懂、简明扼要的文字说明帮助学习者理解。

（2）图表设计：尽可能生动醒目，有利于吸引观众的注意力，易于记忆。

（3）播放教学片：要保证光碟、录像带、音响和播放器的质量，选择安静的播放环境，时长以 15～30 分钟为宜。

8. 计算机辅助教学

1）概念

计算机辅助教学（computer assisted instruction，CAI）是一种借助计算机技术而将教学信息以多媒体化的形式呈现的教学形式。

2）特点与适用范围

CAI 具有人机交互、数据库强大及图文声像并茂的特点，不受时间、地点的限制，针对每个学习者的学习需要和学习特点，将学习者难以理解及其他教学手段难以呈现的教学内容，通过计算机的信息转换和处理功能，将学习内容形象化、具体化，激发学习者的学习兴趣。此种方法对计算机软硬件设备、教学软件要求较高，要求教育者具备一定的计算机知识和技术，学习者熟悉计算机操作，因此适用于掌握计算机使用方法的人群。

9. 基于互联网的新型健康教育方法

近年来，随着现代信息技术的发展，互联网、智能手机和平板电脑等移动新媒体逐渐兴起。互联网的功能在医学领域逐步得以拓展，除了用于医护人员的学习与相互交流外，还为医护人员与服务对象提供了互动的平台。互联网站、手机应用程序、腾讯QQ 及微信公众平台正在发展成为实施健康教育的新途径，它们具有便捷性、互动性、时效性高、信息传播速度快和更新及时等优点，符合部分群体特别是当代年轻人的生活、学习与交流习惯，成为开展健康教育的一种新型的行为方式。

例如：QQ 群、微信群逐渐成为健康行为干预的新方式。教育者将相关的专题健康信息发布到这些移动媒体上，学习者不仅可以便捷地获取信息，而且可与教育者及其他学习者沟通或分享相关信息，因而能有效地满足学习者的个性化需求。与常规教育方式相比,移动新媒体突破了时间、地点等客观因素的限制,提供了直观、丰富的健康相关信息,并增加了学习者的自主选择性。同时,网络媒体具有虚拟性的特点,易于保护学习者的隐私,对于敏感话题如性传播疾病(包括艾滋病)等防治知识的学习,学习者可匿名参与,从而更容易被学习者所接纳。基于互联网的新型健康教育方式要求学习者连接网络、具备一定的计算机知识并熟悉网络使用,对不具备这些条件的服务对象,则还需采取相对传统的教育方式。

10. 其他健康教育方式

健康教育除了上述教育方式外,还可采用其他多种方式健康教育,如利用报纸、书刊、宣传册等唤醒人们的健康意识;利用各种社会团体及公益宣传活动的机会进行健康教育。

> 拓展阅读 7-4 健康教育的教学方法

四、健康教育的注意事项

作为开展健康教育的护士,应具备扎实的相关理论知识,不仅要熟悉如何解释行为的存在,而且要知道如何改变个体、群体和社会的行为。在实施健康教育时,综合应用护理程序和行为科学理论对受教育者的行为进行分析和诊断,确定影响健康行为的倾向因素、促成因素和强化因素,并依此确立健康教育的目标,为健康教育计划的实施和评价提供依据。为达到健康教育的目标,在开展健康教育活动到过程中应注意以下问题。

1. 注意沟通技巧

健康教育的实施涉及与学习者的沟通,因而有效沟通是基础。护士需要运用语言沟通和非语言沟通技巧,清楚、准确地传递相关信息,注意观察学习者的反应、倾听其需求和意见,尊重学习者,从而增强其参与健康教育活动的意愿。

2. 健康教育的个性化

由于学习者的性别、年龄、文化层次、职业、社会经济地位及面临的健康问题不同,其对健康教育的需求和接受能力可能存在差异。护士对各类群体和个人进行健康教育时,需评估这些差异,因人而异,设计不同的教育方式和内容,以满足不同学习者的需求。

3. 健康教育的方式宜多样化

研究表明,相比较于单一的健康教育方式,多种形式的健康教育方式(如专题讲座、墙报、电视录像和同伴教育等)会提高学习者接受健康教育的积极性。随着现代信息技术的进步,健康教育应注意利用新的信息传播技术(如互联网、智能手机)开拓健康教育的新渠道和新形式,增加学习者的接受性。

4. 健康教育应注重理论与实践相结合

护士在帮助个体和群体掌握基本健康知识,提高自我保健意识和能力的过程中,应注意将理论知识和实际应用相结合,循序渐进地传授相关内容或技能,促进学习者真正理解和掌握这些知识和技能,并在实际生活中自觉运用所学知识和技能。此外,教育者尤其应关注学习者的学习兴趣和热情对教育气氛的影响。因此,应尽量提供环境安静、光线充足、温度适宜和教学音响设备良好的物理环境,并积极调动学习者的学习热情,营造良好的学习氛围,以保证教育效果、达到教育目标。

综上所述,健康教育是一种有目的、有组织、有计划的系统活动。通过健康教育活动,促使人们改变不良的生活习惯、自觉采纳有益于健康的行为和生活方式,从而达到预防疾病促进健康和提高生活质量的目的。健康教育对于提高人群的健康素养,促进国家的卫生事业发展具有重要的意义。护士可以通过多种途径及方法,对服务对象实施健康教育,以达到促进全民健康的目的。

> 在线案例 7-1　老烟民的健康教育计划
> 在线案例 7-2　毒品——"潘多拉的盒子"

数字课程学习

○导入案例解析　○教学 PPT　○复习与自测

（谢敏、苏烈强）

主要参考文献

［1］李小妹,冯先琼.护理学导论[M].4 版.北京:人民卫生出版社,2018.

［2］冯先琼.护理学导论[M].2 版.北京:人民卫生出版社,2007.

［3］张先庚,彭德忠,梁小利,等.中医护理学发展史及其展望[J].辽宁中医杂志,2011,38(1):56－57.

［4］薛军民.护理学发展史中的哲学思考[J].世界最新医学信息文摘,2017,54(17):16－17.

［5］吴燕,颜君,马纯华,等.罗伊适应模式在乳腺癌术后患者居家照护中的应用研究进展[J].中国全科医学,2014,17(18):2066－2069.

［6］孙阳阳,隋萍,刘晓红,等.纽曼系统理论的三级预防在冠心病病人护理中的应用进展[J].全科护理,2020,18(7):806－809.

［7］李艳,王永琼,罗琦,等.跨文化护理理论的应用现状[J].中西医结合护理(中英文),2019,5(02):222－224.

［8］吕光梅.护理学导论[M].北京:人民卫生出版社,2016.

［9］彭幼青,俞海萍.跨文化护理临床案例集[M].上海:同济大学出版社,2018.

［10］袁长蓉,蒋晓莲.护理理论[M].北京:人民卫生出版社,2020.

［11］吴欣娟,王艳梅.护理管理学[M].北京:人民卫生出版社 2017.

［12］蔡福满,郑舟军.护理管理学[M].杭州:浙江大学出版社 2019.

［13］饶堃,彭刚艺.北美国际护理诊断定义与分类(2018—2020)修订解读[J].中国护理教育,2020,17(3):285－288.

［14］杨新月.护理学导论[M].北京:高等教育出版社,2015.

［15］臧谋红,徐绍莲.护理学导论[M].长沙:中南大学出版社,2018.

［16］T·希瑟·赫德曼(T. Heather Herdman),上原重美·卡米丘鲁.NANDA－I护理诊断:定义与分类(2018—2020)[M].西安:世界图书出版公司,2020.

中英文名词对照索引